WASCHBRETT-BAUCH

⇒ OHNE VIEL BLABLA

AF839217

PROGRAMM

COPRESS SPORT

SELBSTVERWÖHNEN ERWÜNSCHT

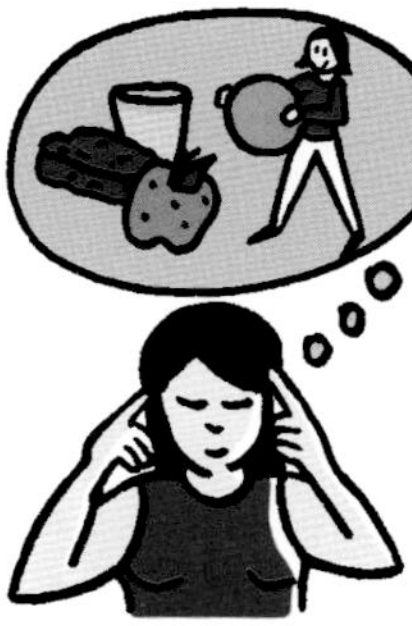

ENTDECKE DIE DREI SÄULEN
meiner Methode, mit der du deine Ziele erreichst: Ernährung, Bewegung und mentale Stärke.

DENKE DARAN, DEIN HAUS ABZUSCHLIEẞEN –
jeden Tag fünf Mal für jeweils fünf Sekunden. Was das heißen soll? Wenn du weiterliest, erfährst du es und dazu alles, was du über dein Haus wissen musst!

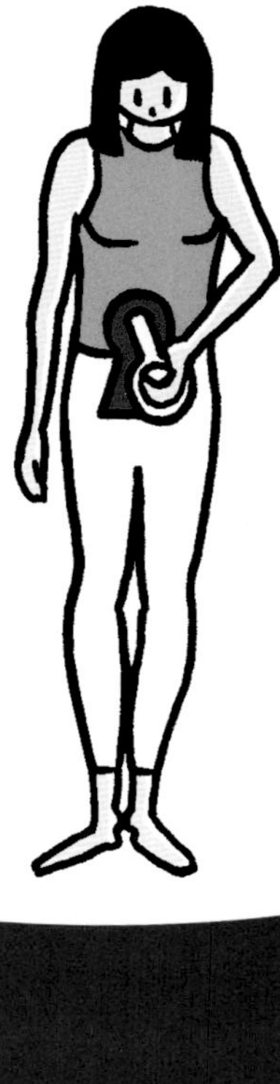

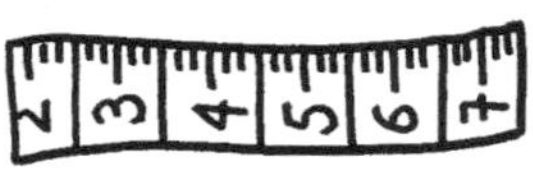

NIMM ALLE 14 TAGE DEINE MAẞE,
zumindest einmal im Monat. Du wirst von den Resultaten verblüfft sein – versprochen!

FÜR DEINEN WASSERHAUSHALT
solltest du alle 20 Minuten ein Glas Wasser trinken. An die Stoppuhren, fertig, los!

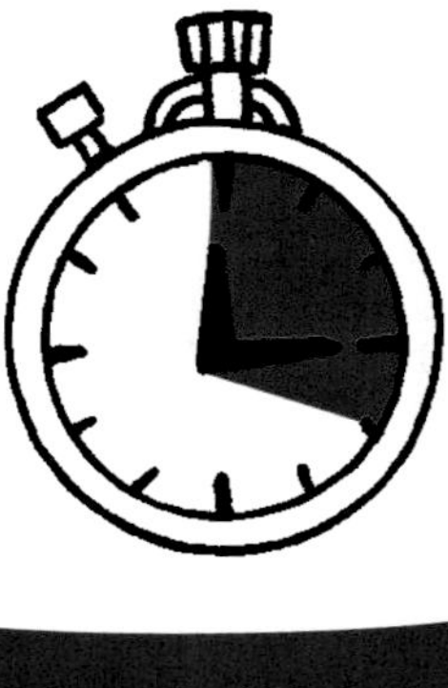

KÖRPER-CHECK

Bist du eher der Typ Kate Moss, der Typ Beyoncé oder der Typ Jessica Alba?
Dein Körperbau verrät es dir …

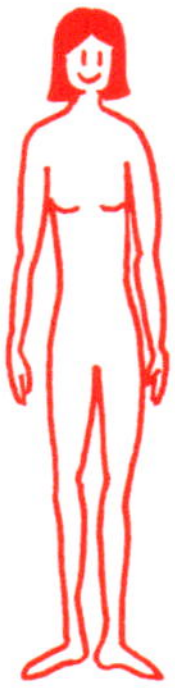

☐ DIE GERTENSCHLANKE

Auf den ersten Blick könnte man deinen langgliedrigen Körper für mager halten. Du hast kleine Brüste, wenig Po und einen geringen Körperfettanteil. Deine Verdauung macht manchmal Probleme. Charakterlich bist du der eher nervöse Typ, hältst es nicht lange an einem Ort aus und bekommst es auch mal mit der Angst zu tun.

Nicht so vorteilhaft: Ein paar Kilo zuzunehmen, ist für dich ein schwieriges Unterfangen.

Sehr vorteilhaft: Du bist ein echtes Energiebündel, hochmotiviert und mit einem geringen Körperfettanteil. Du Glückskind!

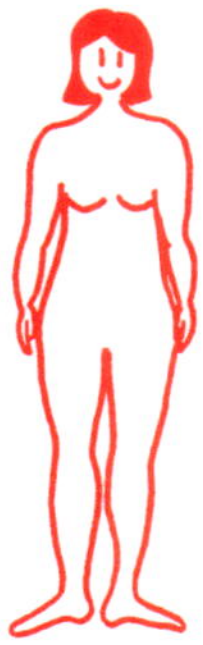

☐ DIE FÜLLIGE

Deine Beine und Arme sind nicht gerade die längsten. Du hast ein breites Becken und dazu passend ein pralles Gesäß. Deine Oberweite kann üppig ausfallen. Charakterlich bist du der eher lässige Typ. Manchmal brauchst du eine längere Anlaufzeit, aber dafür gelingt es dir oft, die Dinge nicht zu schwer zu nehmen.

Nicht so vorteilhaft: Du hast einen höheren Körperfettanteil als die beiden anderen Körpertypen. Dein Verdauungsapparat arbeitet grundsätzlich langsamer. Du nimmst leicht zu.

Sehr vorteilhaft: Du kommst weniger schnell auf Touren, hast aber bessere Chancen, deine Ziele zu erreichen. Dank deiner Kurven ist dein Glamour-Potenzial schwer zu toppen!

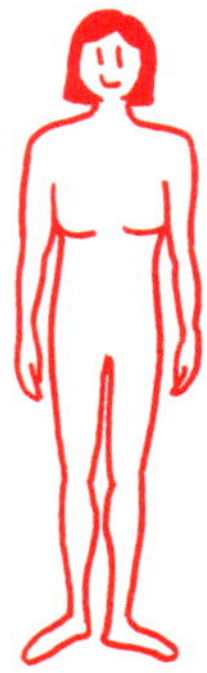

☐ DIE MUSKULÖSE

Du hast eine V-Figur: Die Schultern sind breiter als das Becken. Die Muskelmasse ist gut entwickelt. Du hast wenig überschüssiges Fett.
Und wie sieht es charakterlich aus? Du sprühst vor Energie, bist dynamisch und misst dich gern mit anderen.

Nicht so vorteilhaft: Du bist manchmal nur allzu bereit, vorgefertigte Denkmuster zu übernehmen.

Sehr vorteilhaft: Mit einem dermaßen energiegeladenen Körper erzielst du schnell sichtbare Ergebnisse. Es wäre schade, wenn du mangels Motivation dieses Potenzial nicht nutzen würdest!

JAGD AUF DIE FETTZELLEN

Jetzt ist der Lupenblick gefragt: Wir wollen sehen, wo dein Körper Fett einlagert.

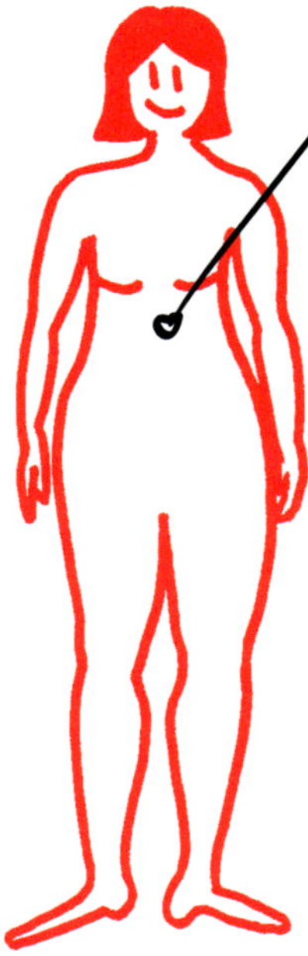

DER BIRNEN-TYP

Dein Bauch ist flach und deine Brüste sind klein, aber Po, Hüften und Oberschenkel sind kräftig. Das Körperfett befindet sich unterhalb des Bauchnabels – für deine Gesundheit eine gute Nachricht.

→ **OPTIK:** Tiefe Dekolletés und figurbetonte Oberteile passen gut zu dir! Du hast einen schönen, prallen Po, den du auf jeden Fall zur Geltung bringen solltest.

→ **DARAUF SOLLTEST DU ACHTEN:** Arbeite vor allem an der unteren Körperhälfte und entwässere deinen Körper, damit das Blut schneller zirkuliert.

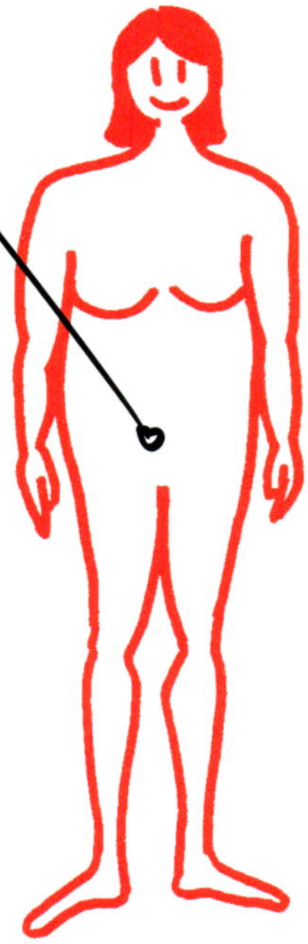

DER APFEL-TYP

Kein Speck oder Cellulite an Oberschenkeln und Po, aber in der oberen Körperhälfte, vor allem an Bauch und Taille, bist du fülliger. Dein Körperfett lagert oberhalb des Bauchnabels. Gesundheitlich ist das nicht ideal, denn es bedeutet, dass das Fett nicht weit von den großen Arterien und vom Herzen entfernt ist.

→ **OPTIK:** Du kannst gut kurze Röcke und Shorts tragen!

→ **DARAUF SOLLTEST DU ACHTEN:** Arbeite vor allem an Taille, Armen und Rücken. Und vergiss die Gesäßmuskeln nicht!

DIE ERSTE SÄULE ERNÄHRUNG

Die richtige Kombination der Nahrungsmittel fördert eine bessere Verdauung.

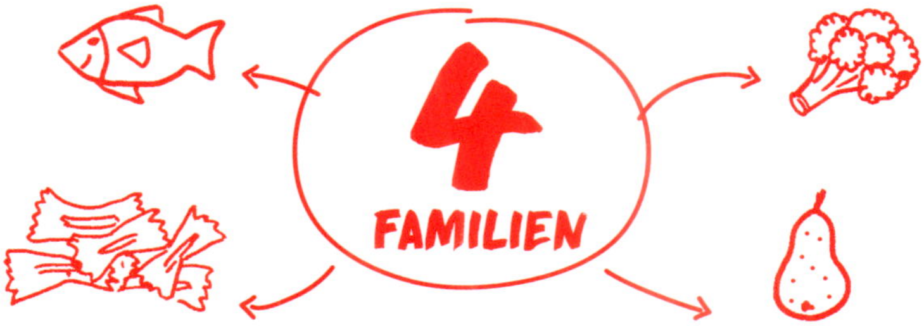

HINTERGRUND-INFOS

DIE CAPULETS UND DIE MONTAGUES

Man unterscheidet vier Nahrungsmittelgruppen, die man sich auch als vier Familien vorstellen kann: Eiweiße, Kohlenhydrate, die Gruppe Gemüse & Getreide und das Obst. Zwei Familien sind verfeindet wie die Capulets und die Montagues in Shakespeares *Romeo und Julia*: Kohlenhydrate und Eiweiße. Wenn man die beiden miteinander kombiniert verzehrt, kann das eine ganze Reihe von Verdauungsbeschwerden wie eine Störung der Verdauungsenzyme, Verstopfung, Völlegefühl, Gasansammlung im Verdauungstrakt, Blähungen, Schläfrigkeit, Reizdarmsyndrom und Sodbrennen sowie eine verschlechterte Nährstoffaufnahme zur Folge haben. Nicht erstrebenswert!

DAS GEHEIMNIS EINER GUTEN VERDAUUNG

Wenn du die Nahrungsmittel gut kombinierst, erleichterst du deinem Organismus die Fettverbrennung und unterstützt eine gute Verdauung – ohne Magenschmerzen und Blähungen. Im Interesse einer gesunden Ernährung solltest du dir merken: Familie Kohlenhydrate verträgt sich sehr gut mit Familie Gemüse & Getreide.
Zum Beispiel: Kartoffelsalat mit frischen Kräutern und Nüssen bestreut oder Linguine all'Arrabiata sind ideale Kombinationen für die Verdauung, und nach dem Essen fühlst du dich blendend!

Auch Familie Eiweiße versteht sich bestens mit Familie Gemüse & Getreide.
Zum Beispiel: Lauchgemüse als Beilage zum Putenschnitzel oder Sellerie als Beilage zu Lachs im Backpapier. Dein Bauch wird es dir danken! Und solltest du doch einmal in kleinen Mengen Eiweiße und Kohlenhydrate kombinieren wollen, solltest du bevorzugt zu Fisch oder pflanzlichen Proteinen (Tofu, Soja) und Reis greifen. Das ist immer noch bekömmlicher als ein Entrecote mit Nudeln!

SCHLEMMEN-ERLAUBT-REZEPT

KABELJAU MIT CHICORÉE IM BACKPAPIER GEGART

4 Personen · 25 Min · 15 Min

ZUTATEN

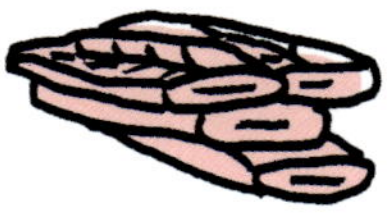

4 KABELJAUFILETS

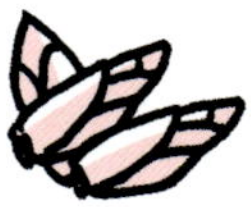

800 G CHICOÉE

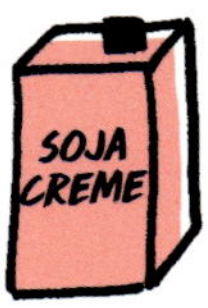

2 EL FLÜSSIGE SOJACREME

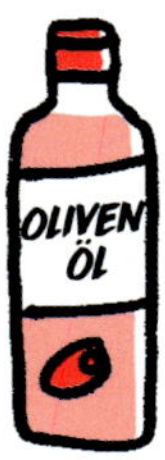

4 EL OLIVENÖL

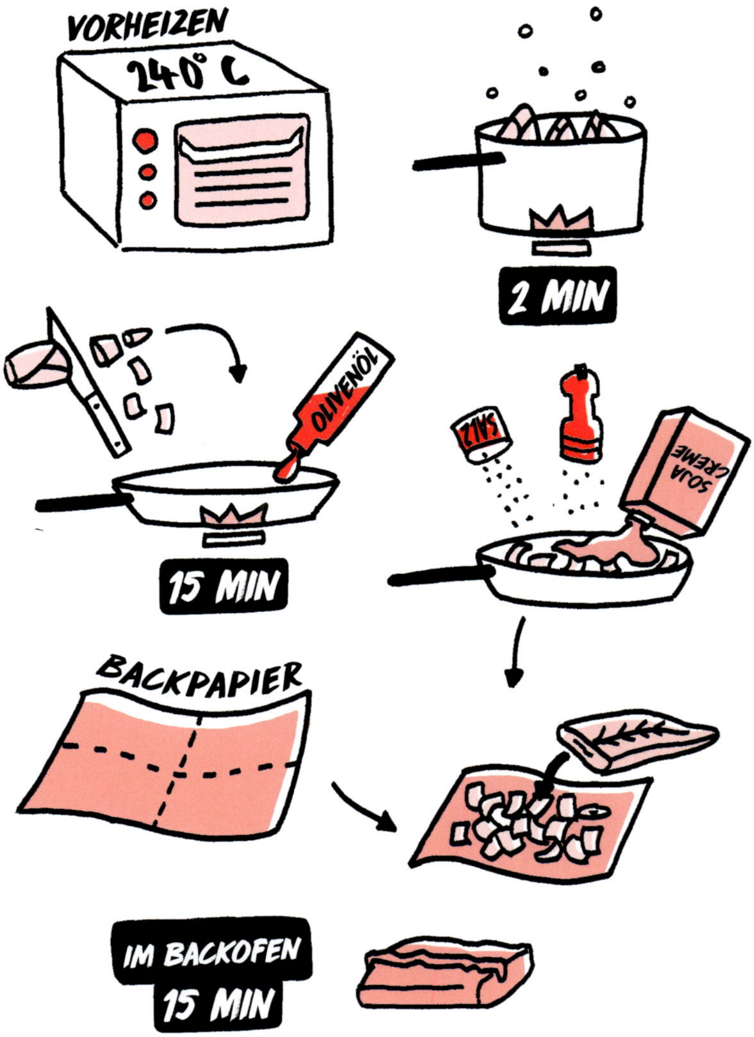

VEGANES REZEPT

GEFÜLLTE AUBERGINEN VEGETARISCH

4 Personen | 25 Min | 35 Min

ZUTATEN

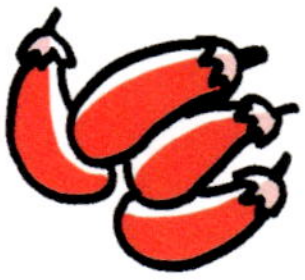

4 KLEINE AUBERGINEN

20 KNOBLAUCHZEHEN

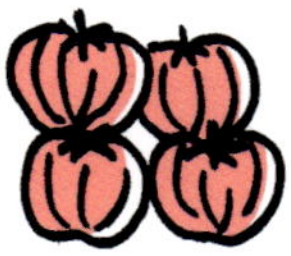

4 OCHSENHERZTOMATEN

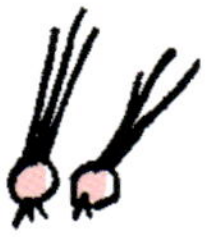

2 WEIßE ZWIEBELN

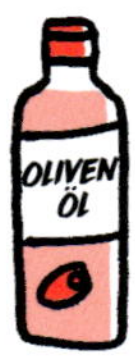

OLIVENÖL

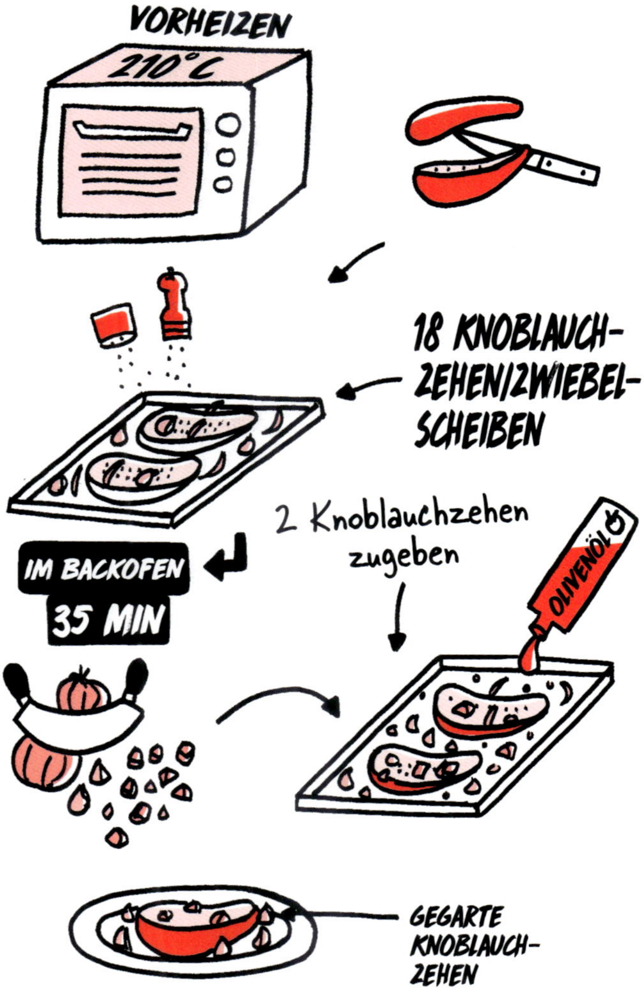

REZEPT MIT PFIFF

GEMÜSEPFANNE MIT TOFU UND SESAM

4 Personen | 10 Min | 10 Min

ZUTATEN

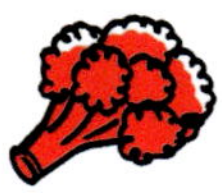

250 G BROKKOLI

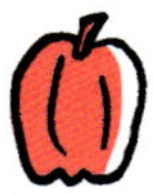

1 ROTE PAPRIKA

300 G ZUCKERSCHOTEN

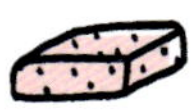

300 G TOFU

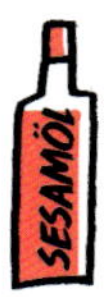

4 EL SESAMÖL

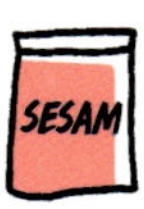

50 G SESAM

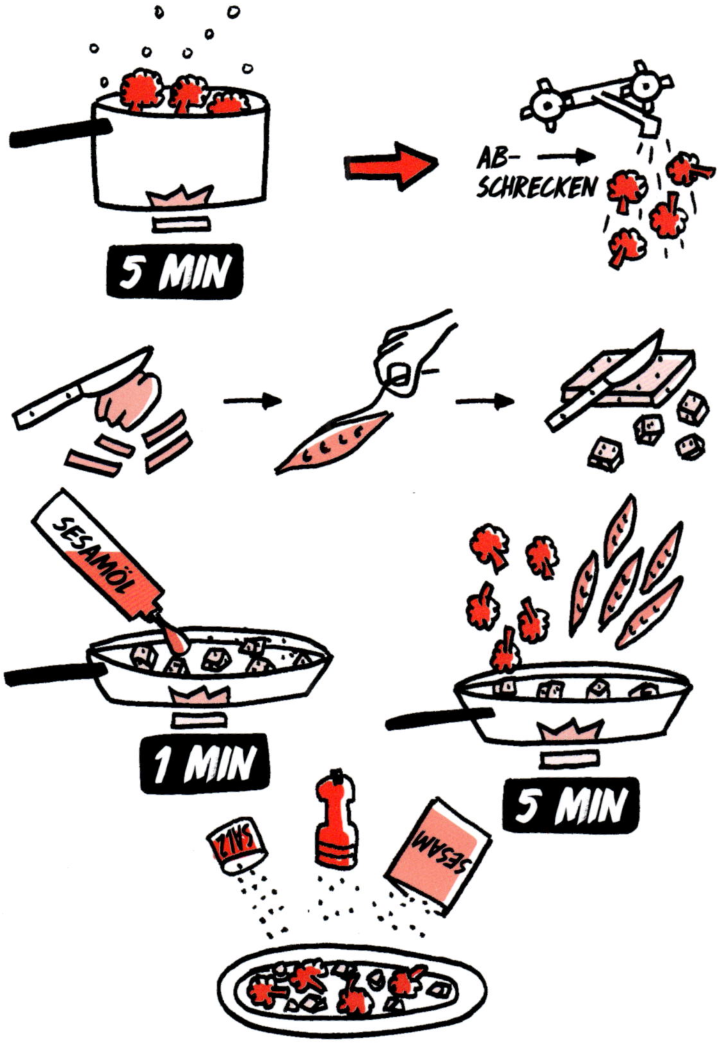

DIE ZWEITE SÄULE BEWEGUNG

30 Minuten – so viel Zeit musst du dir jeden Tag nehmen, damit dein Körper Stress abbauen kann.

LERNE DEIN HAUS KENNEN ...

Hier kommt DER Geheimtipp für dich, wenn du dir einen flachen Bauch und einen stabilen Rücken wünschst und deinen Körper formen möchtest. Dein Haus ist das Zentrum deines Körpers, es umfasst den Oberkörper von den Schultern bis zum Schambein. Deine Schultern bilden das Dach. Es wird von vier Wänden gestützt, die auf einem Boden ruhen.

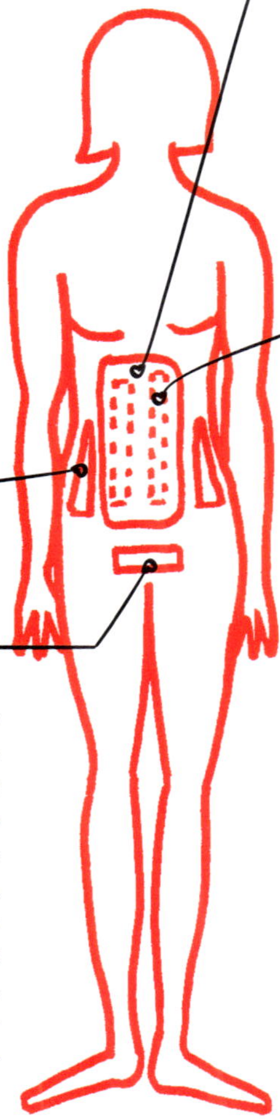

GERADER BAUCHMUSKEL

Das ist der sichtbare Teil der Bauchmuskeln, das berühmte Sixpack! Unter dem Sixpack verborgen und an an der Wirbelsäue befestigt ist der Quermuskel. Er ist so etwas wie ein natürliches Korsett. Den geraden Bauchmuskel nutzt du zum Beispiel beim Husten. Der Quermuskel hält die Organe in Position und sorgt für einen flachen Bauch.

LENDENMUSKELN

Wie der Name schon verrät, befinden sich die Lendenmuskeln im unteren Rückenbereich.

SCHRÄGE BAUCHMUSKELN

Diese Muskeln befinden sich zu beiden Seiten der Taille.

BECKENBODEN

Unser Haus hat einen Boden – den Beckenbodenmuskel. Er befindet sich zwischen den Beinen und reicht vom Steißbein bis zum Schambein. Du beanspruchst diesen Muskel jeden Tag, er hält die Organe in Position und hilft uns, das Gleichgewicht zu halten. Männer und Frauen haben einen Beckenbodenmuskel. Wenn du Urin einhältst, ziehst du den Beckenbodenmuskel zusammen. Probiere es einmal aus: Sobald du den Beckenbodenmuskel anspannst, ziehst du automatisch auch den Bauch ein!

... UND SCHLIEßE ES AB

Beim Fitnesstraining und auch wenn du im Alltag schwere Gegenstände trägst, muss dein Haus abgeschlossen sein: Schultern entspannt, Bauch eingezogen, Beckenbodenmuskel angespannt.
Stell dir vor, du trägst einen Gürtel und schnallst ihn ein Loch enger. Atme jetzt langsam ein und dann ruhig wieder aus; spanne deinen Beckenboden in drei Stufen immer stärker an, als würdest du Urin einhalten. Atme erneut ein und entspanne dabei den Beckenboden. Spürst du, wie sich dein Bauch einzieht und hart wird? Dein Haus verschließt sich langsam und schützt deine Wirbelsäule.

SO SCHLIEẞT DU DEIN HAUS GUT AB

Mit Verbarrikadieren hat das nichts zu tun! Stattdessen lernst du hier eine Übung kennen, mit der du sehr gut an deiner Haltung arbeiten und für einen dauerhaft straffen Bauch sorgen kannst. Was heißt das also genau: „sein Haus abschließen"?

DER BODEN

Der Beckenbodenmuskel ist der Boden deine Hauses. Er zieht sich vom Schambein vorne zum Steißbein hinten. Für die Bauchmuskelübungen in diesem Buch ist es wichtig, dass du eine Vorstellung von deinem Beckenboden und seiner Lage im Körper hast.
Folgende Visualisierung kann dir dabei helfen. Stell dir einen Aufzug vor, der das erste Obergeschoss ansteuert und danach im zweiten und dritten Obergeschoss hält. Wenn dir das gut gelingt, spürst du, wie sich dein Bauch ganz von allein einzieht: Dein Haus verschließt sich selbst!
Wenn du diese Übung regelmäßig machst, verbessert sich deine Haltung, dein Bauch bleibt flach, und du stärkst behutsam deine Muskulatur.

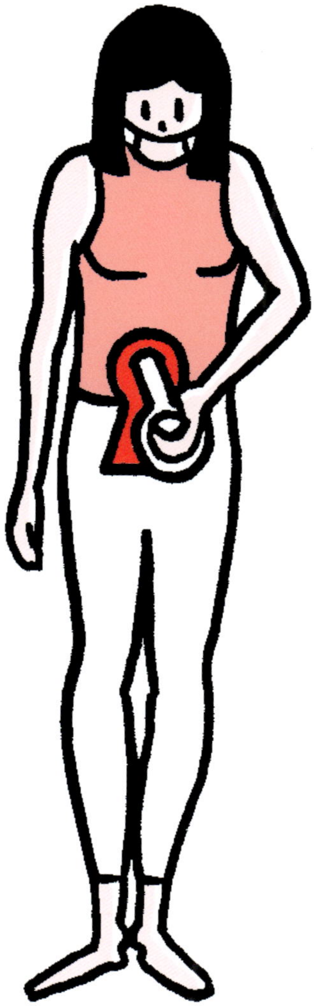

DAS DACH

Ziehe die Schulterblätter in Richtung der Gesäßtaschen deiner Jeans. Dein Nacken ist gestreckt, das Kinn leicht zur Brust gezogen. Die Schultern bilden das Dach deines Hauses und dieses Dach muss stabil sein.

DIE WÄNDE

Ziehe den Bauchnabel etwas ein, und strecke die Wirbelsäule nach oben. Die Bauchmuskeln (der gerade Bauchmuskel – auch als Sixpack bekannt – und der quer verlaufende Bauchmuskel, den ich unser natürliches Korsett nenne, weil er unseren Oberkörper rundherum umschließt), die Taille (die schrägen Bauchmuskeln) und der untere Rückenbereich (die Lendenmuskeln) bilden die vier Wände deines Hauses.

DIE DRITTE SÄULE MENTALE STÄRKE

Du weißt es so gut wie ich: Um Ziele zu erreichen, braucht man auch mentale Kraft. Das gilt für berufliche Ziele ebenso wie für persönliche.

MOTIVATION

Eine der wichtigsten Regeln lautet: Lasse dich von niemandem von deinem Weg abbringen. Bleibe auf Kurs, auch wenn es in deinem Kopf vor Fragezeichen wimmelt. Schritt für Schritt wirst du auf jede Frage eigenen Antworten finden. Ganz gleich, ob du schlanker oder fitter werden willst – lerne, dich nach deinen eigenen Maßstäben zu beurteilen, und auch, zu akzeptieren, dass Wünsche nicht immer realistisch sind.

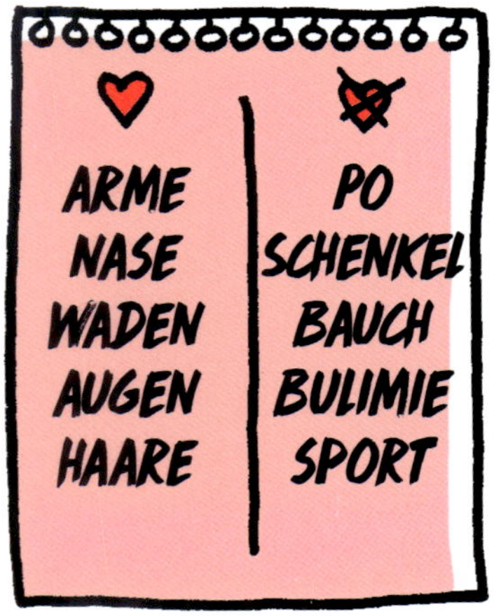

LERNE, OBJEKTIV ZU SEIN

Dabei hilft eine „Liste der Wahrheiten". Schreibe eine solche Liste immer dann auf, wenn du es brauchst.

DIE LISTE DER WAHRHEITEN

Lege zwei Spalten an. Links schreibst du auf, was du an dir magst, und rechts notierst du die Dinge, mit denen du weniger zufrieden bist. Für jeden Punkt, der dir nicht gefällt, formulierst du eine Lösung, mit der du dieses Defizit beheben oder angehen kannst.

- **Beispiel: Ich mag meinen Bauch, aber meine Oberschenkel gefallen mir nicht – ich finde sie zu dick. Aber wenn ich mir angewöhne, zweimal in der Woche Power Walking zu machen, werden meine Oberschenkel schlanker werden.**
- **Oder: Ich mag meine Zielstrebigkeit, aber ich bin zu dünnhäutig. Ich werde darauf hinarbeiten, die Dinge mehr mit Humor zu nehmen.**

Auf diese Weise findst du Schritt für Schritt zum Einklang mit deinem Körper und mit deinem Charakter!

BEWEGUNG TUT GUT!

SONNENGRUSS

Baue diese Bewegungsabfolge aus dem Yoga fest in deine morgendlichen Gewohnheiten ein. Anschließend sind Körper und Geist gerüstet für den neuen Tag.

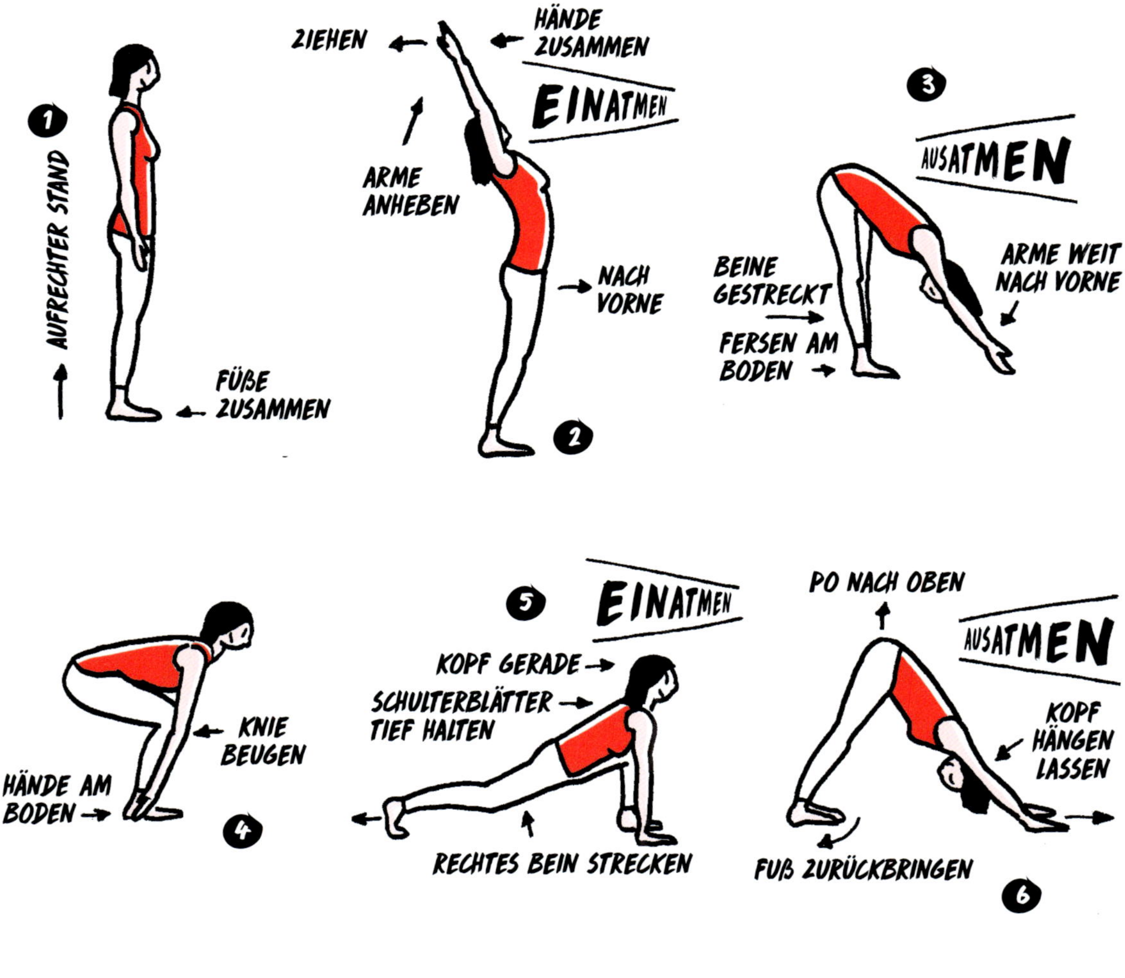

1
AUFRECHTER STAND
FÜßE ZUSAMMEN
2
ZIEHEN
HÄNDE ZUSAMMEN
EINATMEN
ARME ANHEBEN
NACH VORNE
3
AUSATMEN
BEINE GESTRECKT
FERSEN AM BODEN
ARME WEIT NACH VORNE
4
KNIE BEUGEN
HÄNDE AM BODEN
5
EINATMEN
KOPF GERADE
SCHULTERBLÄTTER TIEF HALTEN
RECHTES BEIN STRECKEN
6
PO NACH OBEN
AUSATMEN
KOPF HÄNGEN LASSEN
FUß ZURÜCKBRINGEN

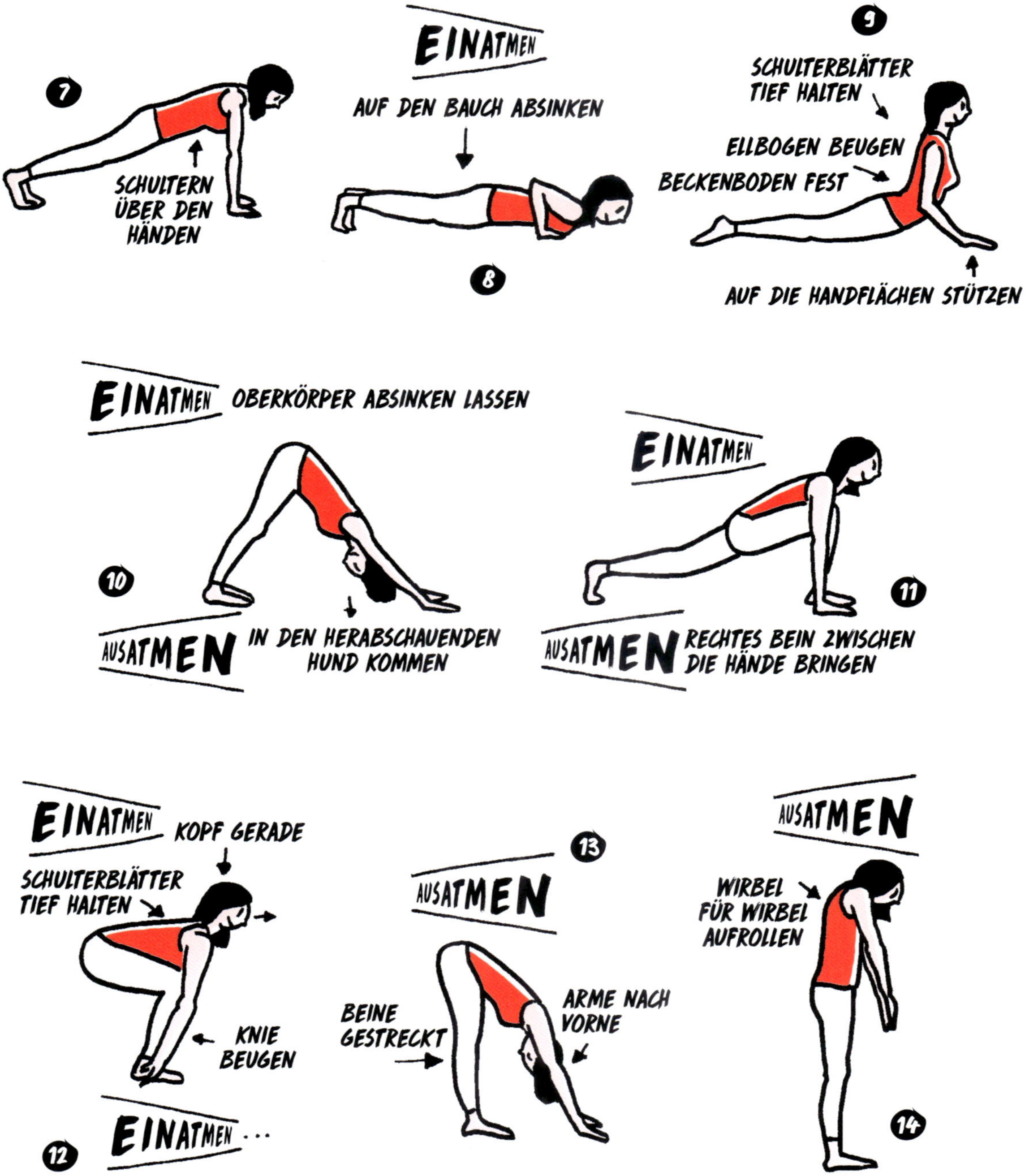
7
SCHULTERN ÜBER DEN HÄNDEN
EINATMEN
AUF DEN BAUCH ABSINKEN
8
9
SCHULTERBLÄTTER TIEF HALTEN
ELLBOGEN BEUGEN
BECKENBODEN FEST
AUF DIE HANDFLÄCHEN STÜTZEN
EINATMEN OBERKÖRPER ABSINKEN LASSEN
10
AUSATMEN IN DEN HERABSCHAUENDEN HUND KOMMEN
EINATMEN
11
AUSATMEN RECHTES BEIN ZWISCHEN DIE HÄNDE BRINGEN
EINATMEN
KOPF GERADE
SCHULTERBLÄTTER TIEF HALTEN
KNIE BEUGEN
12
EINATMEN …
13
AUSATMEN
BEINE GESTRECKT
ARME NACH VORNE
AUSATMEN
WIRBEL FÜR WIRBEL AUFROLLEN
14

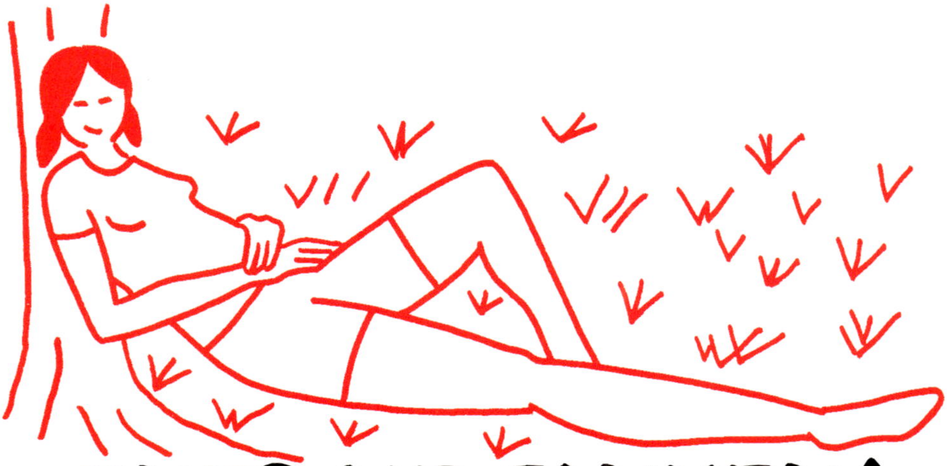

ENERGIE TANKEN!

1

KEINE ARBEIT MIT NACH HAUSE NEHMEN

Sobald du zu Hause bist, beschäftigst du dich nicht mit mehr deiner Arbeit. Lüfte die grauen Zellen, sammele Kraft und genieße deine Freizeit.
Finde ein Ritual zum „Runterkommen". Wie wäre es mit einem halbstündigen Spaziergang? Du kannst auch ein paar Fitnessübungen machen oder mit deinen Kindern relaxen. Diese Zeit, die nur dir gehört, ist ganz wichtig. Auch dein Umfeld wird begeistert sein: Partner und Nachwuchs sind viel entspannter, wenn du es bist ...

2

KOHÄRENZTRAINING

Konzentriere dein Bewusstsein auf das Atmen – mit dem sogenannten Kohärenztraining.
Setze dich hin, entspanne und mache in drei Minuten 18 Atemzüge. Atme dabei durch die Nase ein und lasse die Luft in den Bauch strömen. Anschließend atmest du langsam durch den Mund aus. Diese Übung wird von Kardiologen empfohlen und mindert die Wirkungen von Stress auf das Herz. Mache diese Übung jeden Tag: in der U-Bahn, beim Warten an der Kasse im Supermarkt, im Büro oder zu Hause.

3

ÄTHERISCHE ÖLE – JA, BITTE!

Im Büro, zu Hause, im Auto: Nichts entspannt und vitalisiert so wirksam wie ein angenehmer Geruch. Dabei denke ich zum Beispiel an eine Kombination aus Süßorange, Zitrone, Minze, Rosmarin mit Kampfer, Gewürznelke und Zimt. Diese Mischung ist energetisierend. Wie wäre es mit Ylang-Ylang-Öl, das Körper und Geist anregt? Wenn Sie zur Ruhe kommen möchten, wählen Sie Majoran, Neroli, Lavendel, Kamille und Mandarine.

BAUCHMUSKELN VOR!

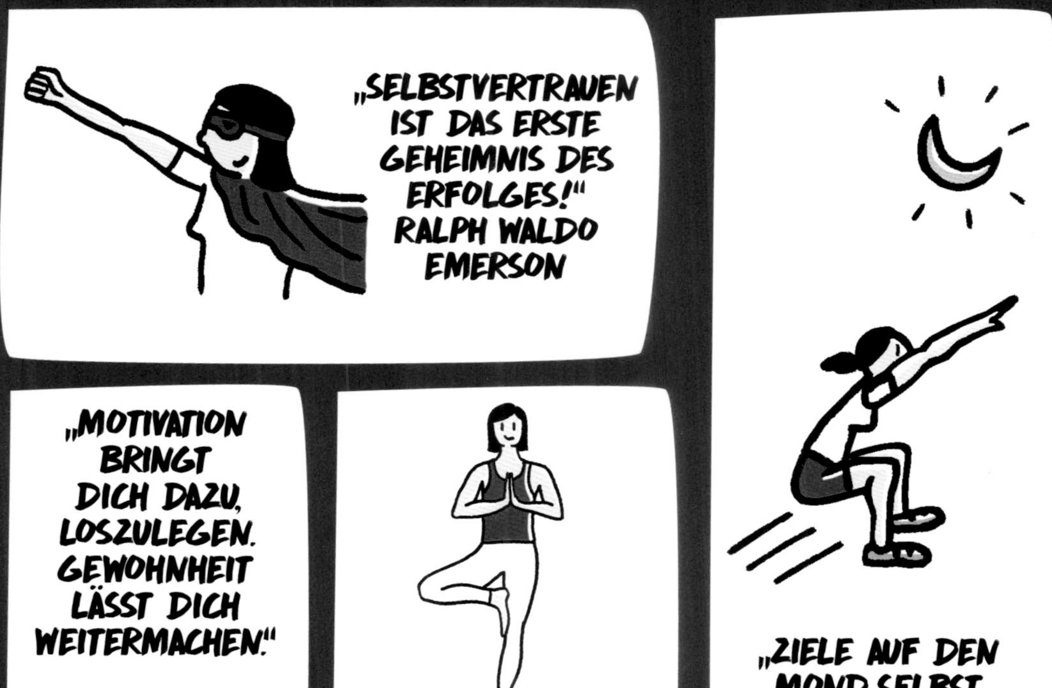
„SELBSTVERTRAUEN IST DAS ERSTE GEHEIMNIS DES ERFOLGES!“ RALPH WALDO EMERSON
„MOTIVATION BRINGT DICH DAZU, LOSZULEGEN. GEWOHNHEIT LÄSST DICH WEITERMACHEN.“
„TU DEINEM KÖRPER ETWAS GUTES, DAMIT DEINE SEELE LUST HAT, DARIN ZU WOHNEN.“
„ZIELE AUF DEN MOND. SELBST WENN DU IHN VERFEHLST, WIRST DU ZWISCHEN DEN STERNEN LANDEN.“

MEINE MANTRAS

Hier einige Mantras zur Steigerung deines körperlichen und geistigen Wohls. Der Begriff „Regel“ ist mir zu streng und kann Schuldgefühle erzeugen, ich ziehe daher das Wort „Mantra“ vor. Wörtlich bedeutet es so etwas wie „schützender Gedanke“.

EINE WARME ZITRONE

Zum Einstieg in den Tag presse eine halbe Zitrone in ein Glas lauwarmes Wasser und leere das Glas auf nüchternen Magen. Das ist der erste Schritt für einen guten Übergang von der Nacht zum Tag. Der Morgentrunk hilft dem Körper, Giftstoffe abzubauen, und regt die Verdauung an. Beides trägt dazu bei, dass du mit einem flachen Bauch in den Tag startest.

EINE CLEVERE ZWISCHENMAHLZEIT

Schluss mit Süßigkeiten und zu fett- oder salzhaltigen Snacks. Räume den Küchenschrank, das Handschuhfach und die Schreibtischschublade leer. Vielleicht solltest du sogar im Schreibtisch der Kollegin, die immer einen kleinen Vorrat hat, klar Schiff machen … Gönne dir lieber eine Handvoll kalifornischer Mandeln, das sind die nährstoffreichsten Trockenfrüchte überhaupt. Mit einem solchen Snack zügelst du dein Hungergefühl und tust dir etwas Gutes, ohne ein Gramm zuzulegen!

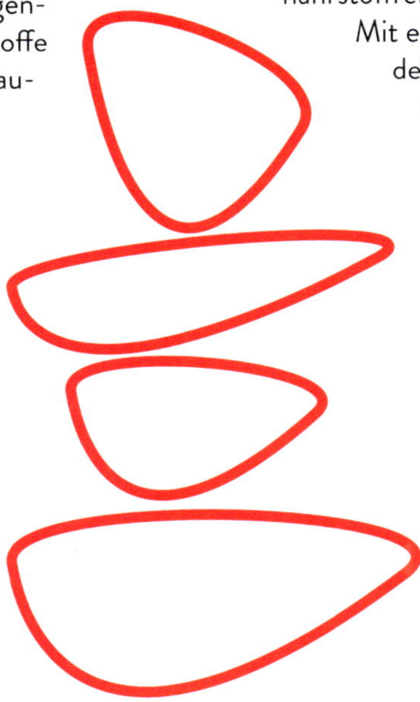

SONNENGRUß

Baue die Bewegungsabfolge aus dem Yoga in dein Morgenritual ein. Sie dauert fünf Minuten (siehe Seite 12) und gibt Körper und Kopf Energie für den ganzen Tag.

WASSER TRINKEN

Je nach Körperbau bestehen wir zu 60 bis 70 Prozent aus Wasser. Abgesehen vom Sauerstoff, ist Wasser das wichtigste Element, denn es sorgt dafür, dass unser Körper die in der Nahrung enthaltene Energie überhaupt nutzen kann. Sowohl in den Zellen als auch dazwischen nimmt Wasser praktisch den gesamten Körperraum ein. 1,5 Liter täglich musst du im Schnitt zu dir nehmen, um deinen Körper ausreichend zu hydratisieren. Haut und Nieren werden es dir danken.

KEINE MAHLZEIT AUSLASSEN

Mahlzeiten weglassen bringt nichts – vor allem nicht fürs Abnehmen. Dein Stoffwechsel muss auf Hochtouren laufen. Je regelmäßiger du isst, umso weniger Fett lagert er ein. So weiß dein Körper nämlich, dass er nicht in Gefahr ist. Er schüttet keine Stresshormone aus, die ohne Not die Insulinproduktion ankurbeln. Das Ergebnis: Fetteinlagerungen und Cellulite ade!

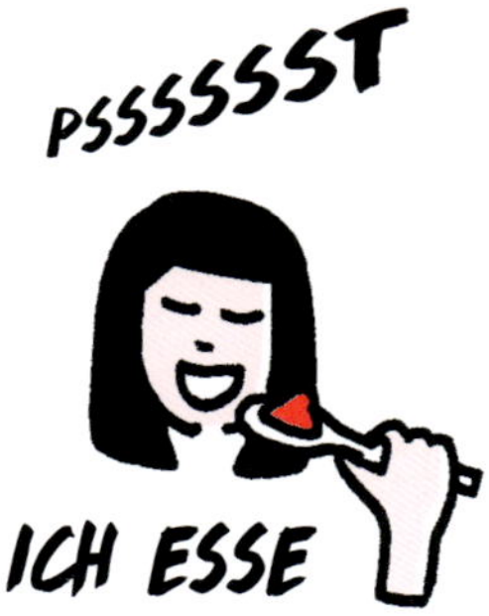

GANZ IN RUHE ESSEN

Kauen ist das Geheimnis für die schlanke Linie. Alles, was wir zu uns nehmen, sollten wir so lange kauen, bis es flüssig ist. Iss nicht vor dem Fernseher oder aus dem Gefühl heraus, eine innere Leere kompensieren zu müssen. Deine Probleme löst du damit nicht, ganz im Gegenteil. Denn es geht dir hinterher keineswegs besser. Blähungen, Magendruck und Schuldgefühle sind alles, was dabei herauskommt.

4 TIPPS FÜR SCHÖNHEIT UND GELASSENHEIT

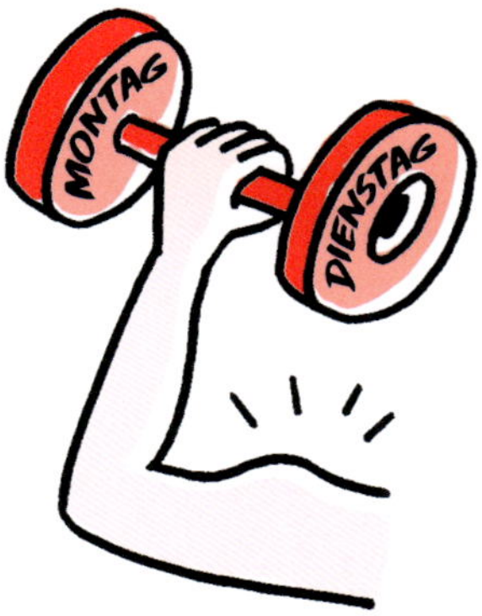

JEDEN TAG BEWEGUNG

Wer behauptet, dass man nur am Sonntag oder nur in einem Sportstudio oder nur nach einem Plan Sport treiben kann? Ich bestimmt nicht! Damit du dich in deinem Körper wohlfühlst und seine Schönheit erkennst, solltest du ihn mindestens einmal am Tag bewusst wahrnehmen! Sich räkeln, sich aufrichten, die Muskeln arbeiten lassen – das muss Teil deines Alltags sein.

ICH ATME, ALSO BIN ICH!

Mache ein paar Atemübungen, um wieder mit dir selbst in Kontakt kommen. Nimm dir die Zeit, ganz in Ruhe ein- und auszuatmen, und lasse dich bewusst auf den Augenblick ein. So lernst du am besten, deinen Gefühlshaushalt in Ordnung zu halten und Abstand zu gewinnen.

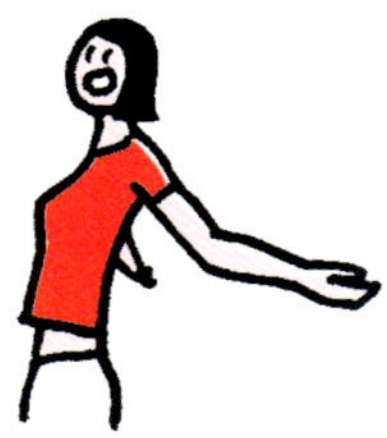

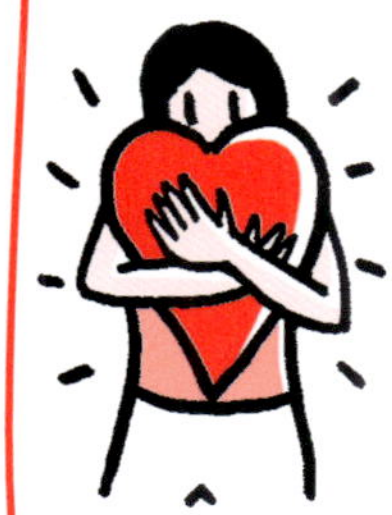

LIEBE DICH SELBST!

Wenn du dich anziehst, eincremst, frisierst und vor allem, wenn du dich bewegst – genieße es! Akzeptiere dich so, wie du bist. Akzeptiere deine Körperform, deinen Charakter, dein Anderssein. Du wirst strahlen und die Kommunikation mit deinen Mitmenschen mit positiver Energie aufladen.

DETOX-REZEPT

ENTSCHLACKUNGS-SMOOTHIE

Bring deinen Organismus morgens mit einem Kickstart auf Touren – mit diesem Smoothie, den du am besten nach dem Sonnengruß genießt.

1 Person · 6 Min

ZUTATEN

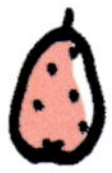

1 BIRNE

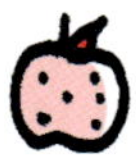

1 APFEL

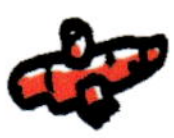

1 KLEINE INGWERWURZEL

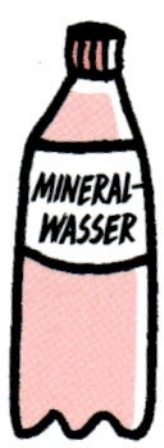

10 CL MINERALWASSER MIT KOHLENSÄURE

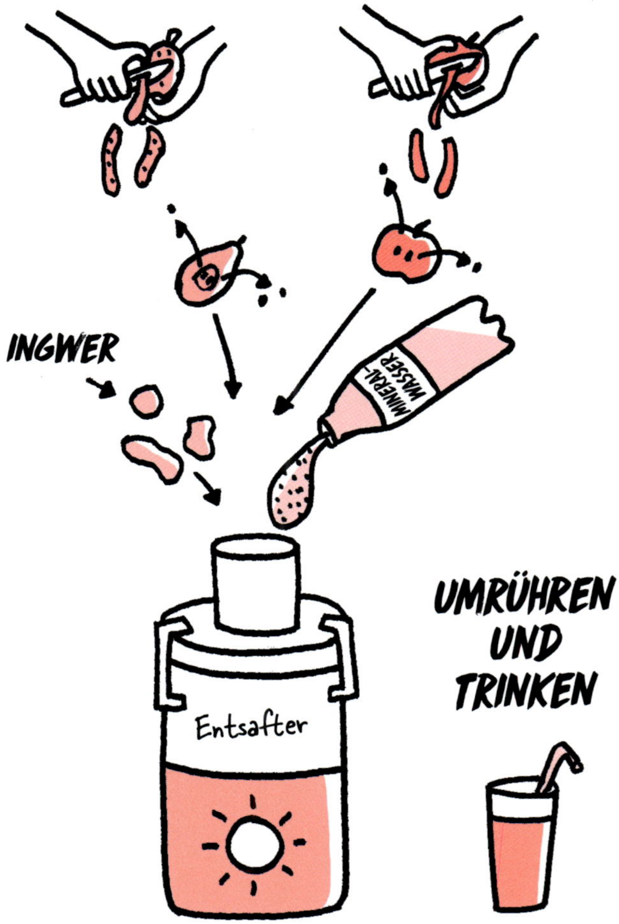

SO-SWEET-REZEPT

FLACHBAUCH-SMOOTHIE

Du wirst ihn lieben! Die erste Zutat ist eine Vitamin-C-Bombe: Kiwi. Die zweite Zutat ist grüner Tee – reich an Antioxidantien. Zum Schluss eine Zitrone als basischer pH-Regulator. Dieser Mix bringt deinen Stoffwechsel in Schwung und tut dem Körper gut!

1 Person 8 Min

ZUTATEN

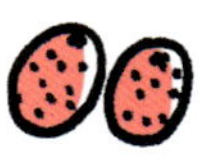

2 KIWIS

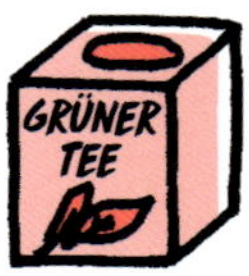

1 TL GRÜNER TEE

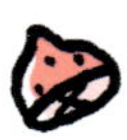

1 ZITRONE

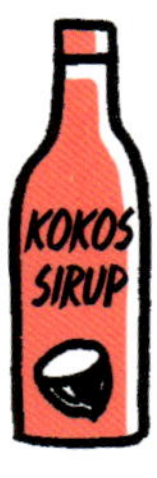

1 EL KOKOSSIRUP

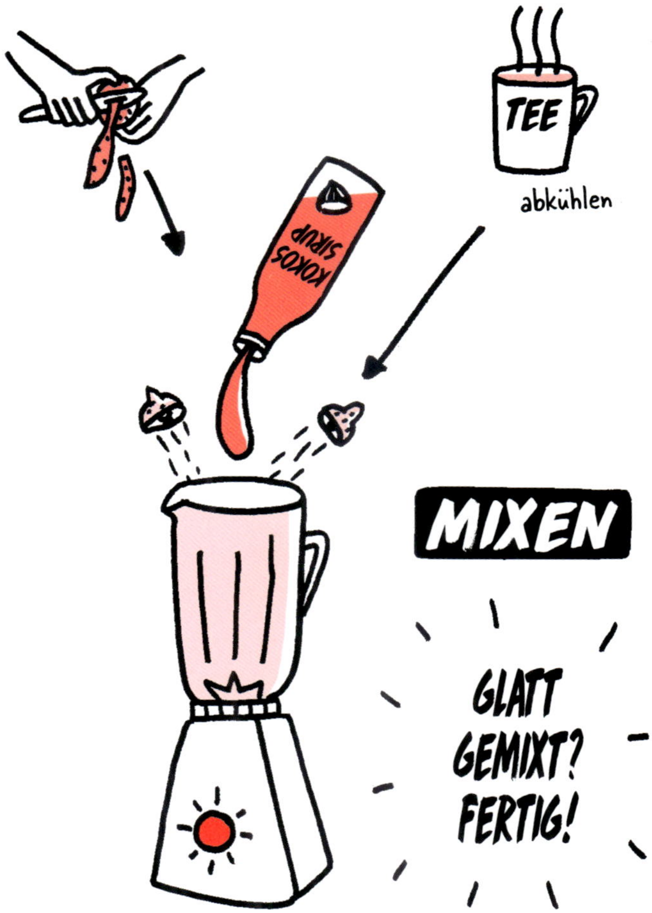

BEWEGUNG TUT GUT!

DER HINDU-KREIS

Bei dieser Bewegungsabfolge übst du, dich gerade aufzurichten. Gleichzeitig werden die Bauchmuskeln beansprucht. Du kannst diese Übung im Stehen oder im Sitzen ausführen.

2x 8 WDH

1

Dein Haus ist fest verschlossen: die Schultern entspannt, der Bauch eingezogen und die Beckenbodenmuskulatur leicht angespannt. Führe die Handflächen auf Brusthöhe zusammen.

Atme ein, hebe dabei die Hände über den Kopf und drücke die Ellbogen so lange wie möglich gegeneinander.

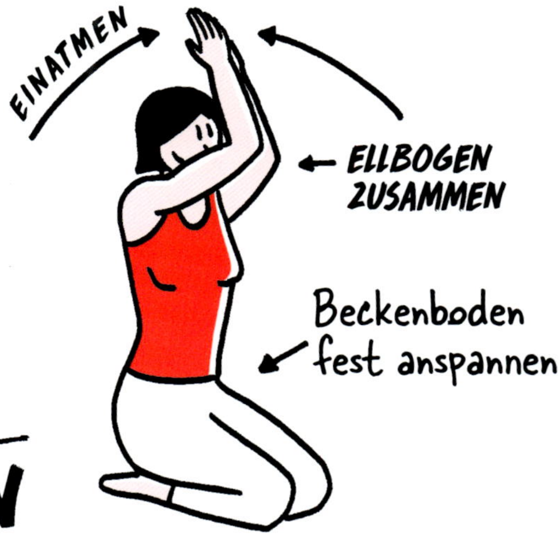

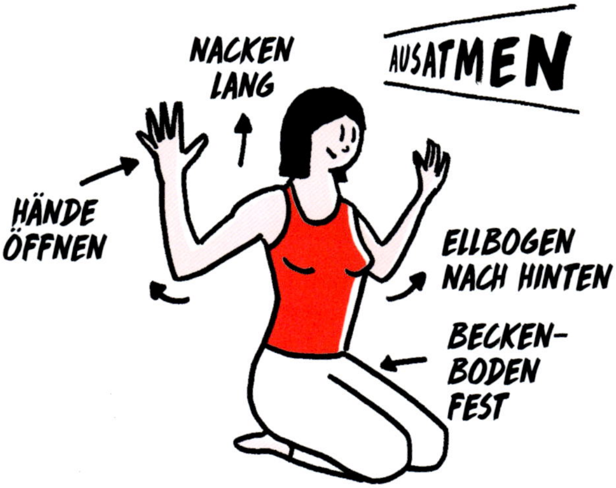

2

Wenn sie am höchsten Punkt angekommen sind, die Ellbogen öffnen und nach hinten ziehen. Dabei die Hände weit öffnen, der Nacken ist lang gestreckt.

In dieser Stellung langsam ausatmen und die Beckenbodenmuskeln etwas anspannen.

BEWEGUNG TUT GUT!

BEINSCHLAG AM BODEN

Diese Übung stärkt und kräftigt nicht nur die Innenseiten der Knie, die manchmal etwas Fett ansetzen, sondern lässt auch die Bauchmuskeln arbeiten und formt deine Beine.

1

Lege dich auf den Rücken und stelle ein Bein auf, das andere Bein liegt gestreckt am Boden.

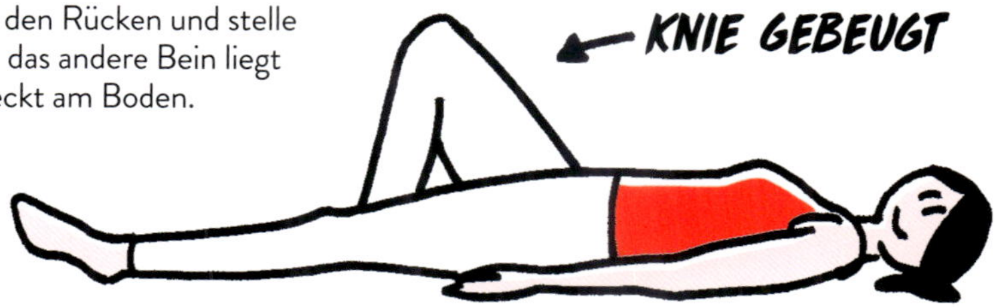

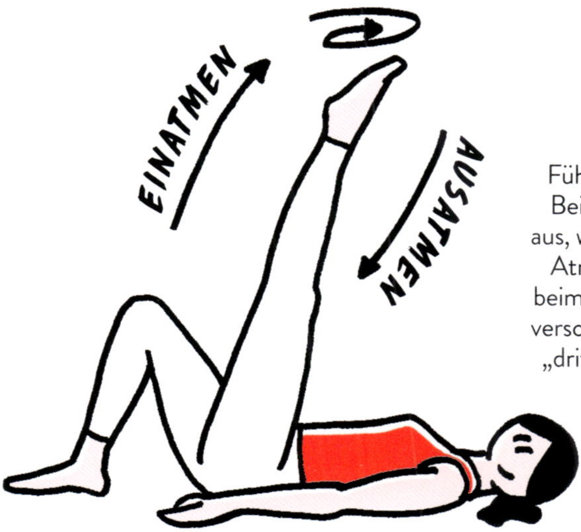

2

Führe mit dem gestreckten Bein einen Beinschlag wie beim Kraulschwimmen aus, wobei du es leicht nach außen drehst. Atme beim Heben des Beines ein und beim Absenken aus. Dein Haus muss fest verschlossen und der Beckenboden bis ins „dritte Obergeschoss“ angespannt sein.

EXOTIK-REZEPT

ORIENTSALAT

2 Personen · 10 Min

ZUTATEN

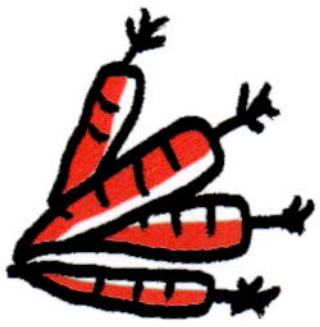

4 KAROTTEN

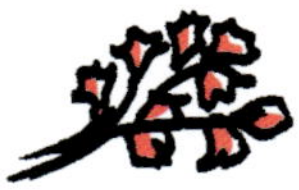

2 EL PETERSILIE

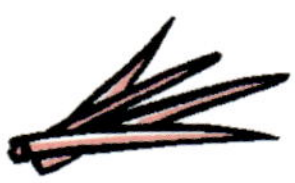

2 EL SCHNITTLAUCH

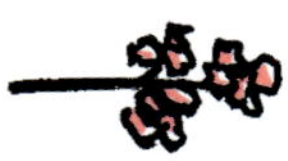

2 EL KORIANDER

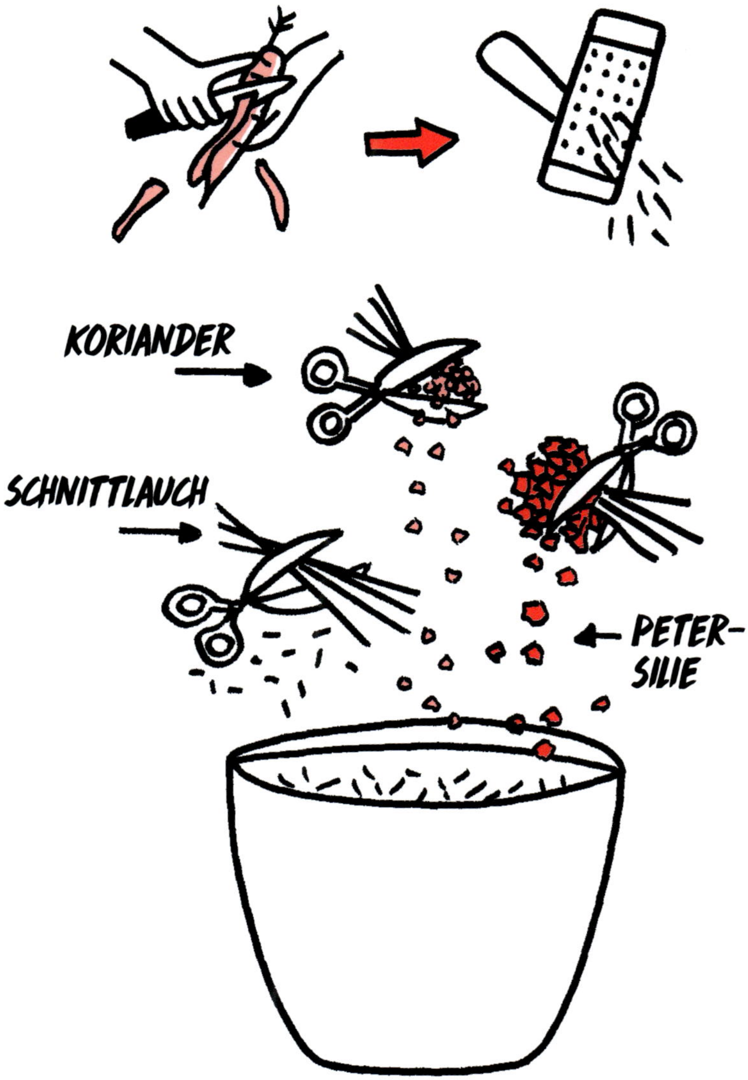

3 ENTSPANNUNGS-ÜBUNGEN MIT MAGISCHER WIRKUNG

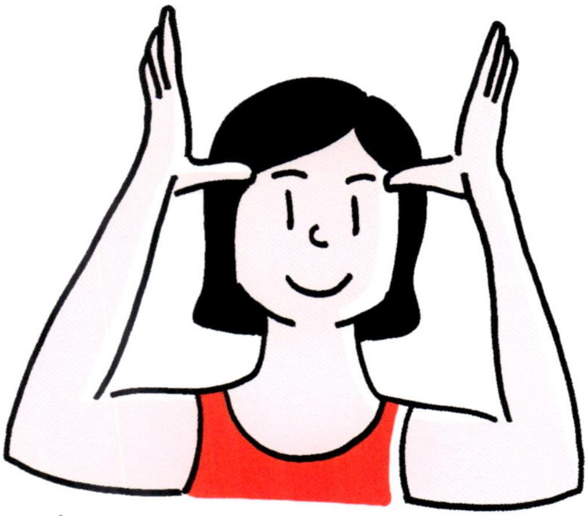

SCHLÄFEN MASSIEREN

Massiere deine Schläfen mit ein paar Tropfen ätherischem Pfefferminzöl. Das beste Mittel gegen Migräne!

ZUNGE HERAUSSTRECKEN

Strecke eine Minute lang die Zunge heraus, um die Zungenmuskeln zu entspannen. Die Minute mag dir lang vorkommen, aber du entgiftest und entlastest deinen Kiefer, wenn du so lange durchhältst!

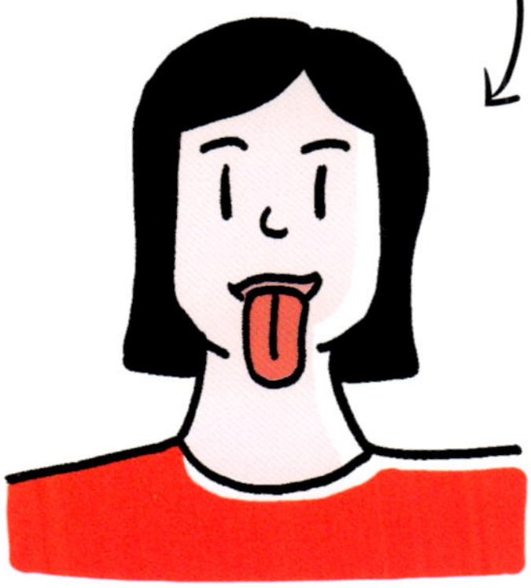

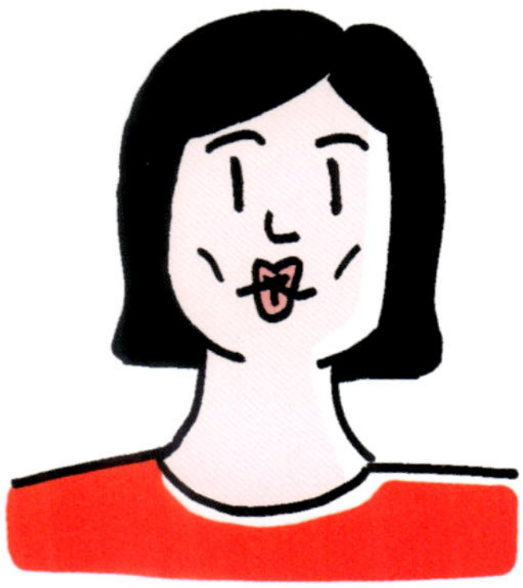

FISCHMAUL

Ziehe die Wangen ein und hauche Küsschen in die Luft. Anschließend locker lassen und von vorne beginnen. Wiederhole die Übung dreimal, sie kräftigt Wangen- und Mundmuskulatur, das beugt Falten vor und bringt ein hübsches Lächeln!

SCHMETTERLING FÜR DIE BAUCHMUSKELN

Bei dieser Übung nimmst du Kontakt mit deinen Bauchmuskeln auf! Sanfter geht es nicht. Sie wirkt außerdem beruhigend auf den ganzen Körper.

2x 20 WDH

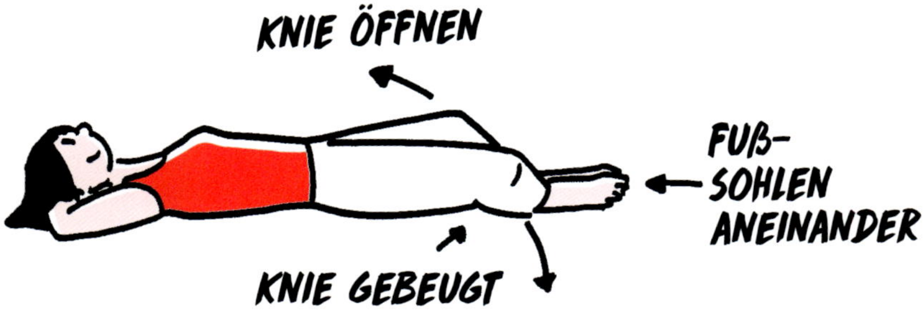

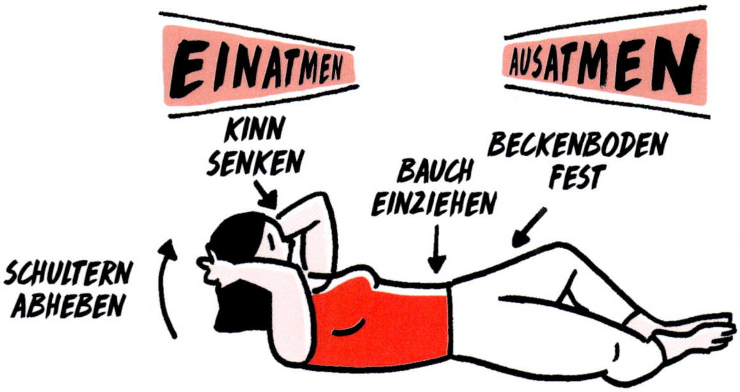

DEN KOPF NICHT NACH VORNE ZIEHEN

1

Lege dich ausgestreckt auf den Boden. Dann die Beine beugen, die Füße stehen nebeneinander flach auf dem Boden. Verschränke deine Hände hinter dem Kopf. Nun die Knie nach außen öffnen und dabei die Fußsohlen gegeneinanderdrücken.

2

Atme ein. Atme aus und löse dabei die Schultern vom Boden, aber ohne den unteren Rücken in den Boden zu drücken. Die Wirbelsäule soll in ihrer natürlichen Stellung bleiben. Ziehe den Bauch ein, spanne den Beckenboden an und entspanne die Schulterblätter.

BEWEGUNG TUT GUT!

DIE ACHT

Diese wunderbare Übung formt den Bauch und stärkt den Rücken.

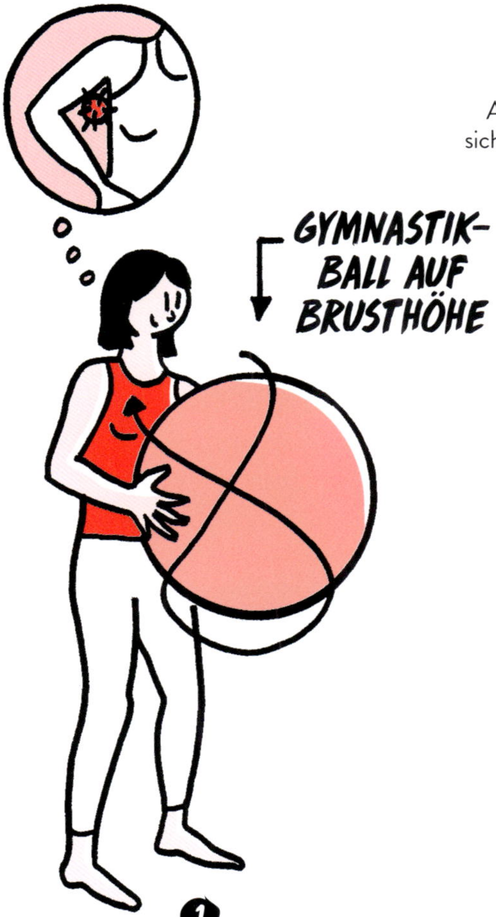

1

Stelle dich aufrecht hin, nimm einen Gymnastikball in beide Hände und halte ihn auf Brusthöhe. Die Ellbogen vom Körper weghalten, etwa so, als hättest du kleine Seeigel unter den Armen. Schreibe mit dem Gymnastikball eine große Acht in die Luft – erst in die eine, dann in die andere Richtung.

2

Atme ruhig und spüre bewusst, wie du sicher auf dem Boden stehst und wie stabil dein Beckenboden ist.

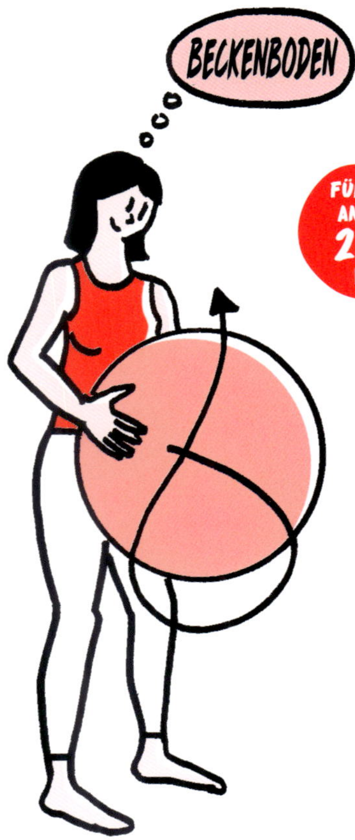

FÜR DEN ANFANG
2x10
WDH

VEGANES REZEPT

BULGURPÜREE MIT SPITZPAPRIKA

4 Personen · 5 Min · 5 Min

ZUTATEN

- 200 G BULGUR
- 1 DOSE WEIßE BOHNEN 250 G
- KREUZKÜMMEL
- SPITZPAPRIKA
- 4 CL OLIVENÖL
- SAFT VON 1 ZITRONE

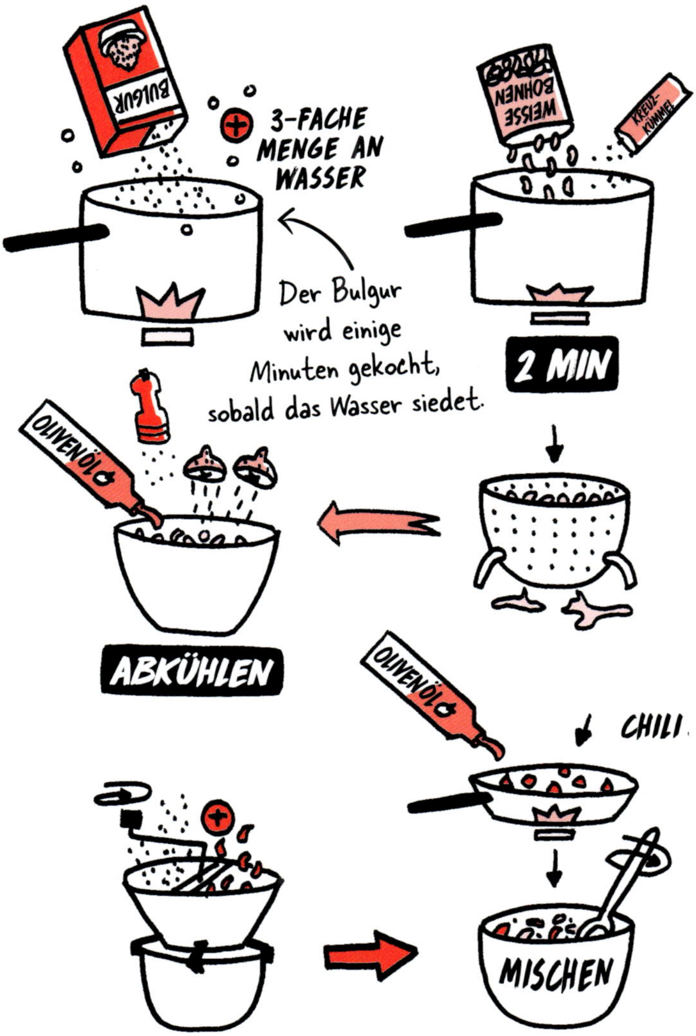

BEWEGUNG TUT GUT!

GESTRECKTER HALBMOND

Der Halbmond stimuliert die Organe und lockert die Wirbelsäule. Außerdem werden die Muskeln an Taille, Bauch und Rücken gedehnt. Wie bei allen vom Yoga inspirierten Übungen sollest du ausschließlich durch die Nase atmen. Fixiere deinen Blick auf einen festen Punkt und achte auf einen festen Fersenstand.

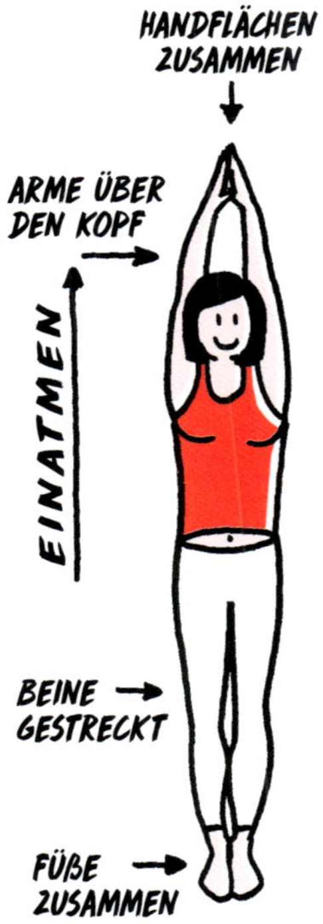
HANDFLÄCHEN ZUSAMMEN
ARME ÜBER DEN KOPF
EINATMEN
BEINE GESTRECKT
FÜẞE ZUSAMMEN

1

Stehe aufrecht, die Füße stehen eng nebeneinander. Führe beide Arme über den Kopf und drücke die Handflächen gegeneinander. Mache dich so groß wie möglich und atme ein.

2

Beim Ausatmen den Oberkörper zur rechten Seite neigen und dabei die Hände so weit wie möglich nach oben ziehen. Die linke Hüfte nach vorne und außen schieben. Fünf Atemzüge lang in dieser Haltung verharren. Anschließend in die Mitte zurückkehrem und die Übung auf der linken Seite wiederholen.

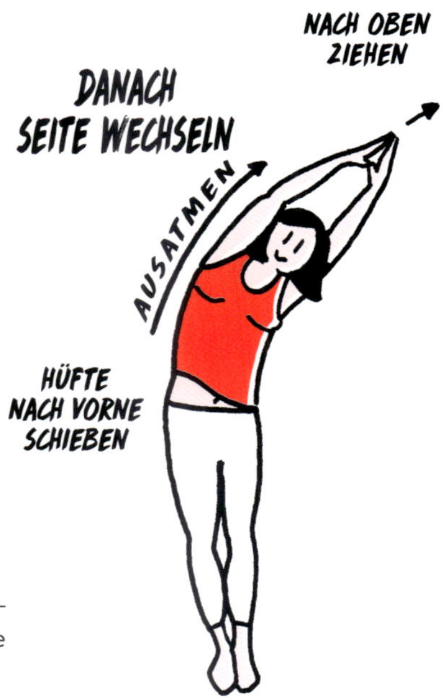
NACH OBEN ZIEHEN
DANACH SEITE WECHSELN
AUSATMEN
HÜFTE NACH VORNE SCHIEBEN

VEGANES REZEPT

QUINOANOCKEN MIT PARMESAN

2 Personen · 10 Min · 20 Min

ZUTATEN

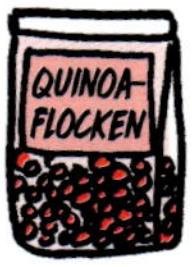

100 G QUINOAFLOCKEN

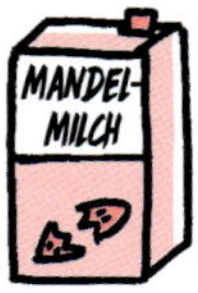

10 CL MANDELMILCH

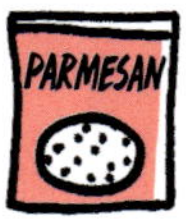

PARMESAN

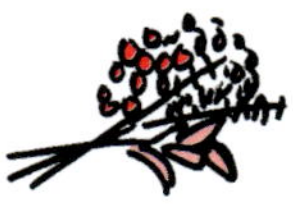

1 BUND FRISCHE KRÄUTER, GEHACKT

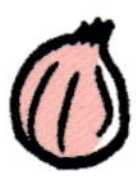

2 FRÜHLINGSZWIEBELN

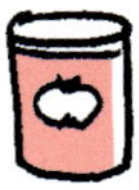

PASSIERTE TOMATEN

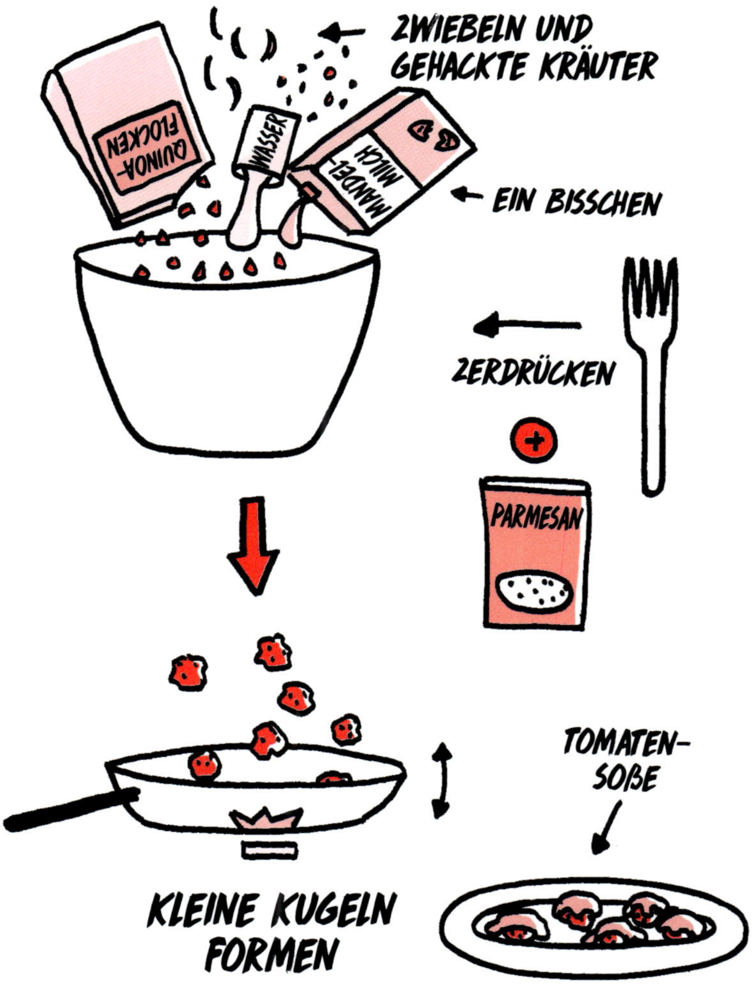

BEWEGUNG TUT GUT!

PADDING

Noch ein bisschen mehr Bauchmuskeltraining!

14 BIS 20 WDH IMMER DYNAMISCHER

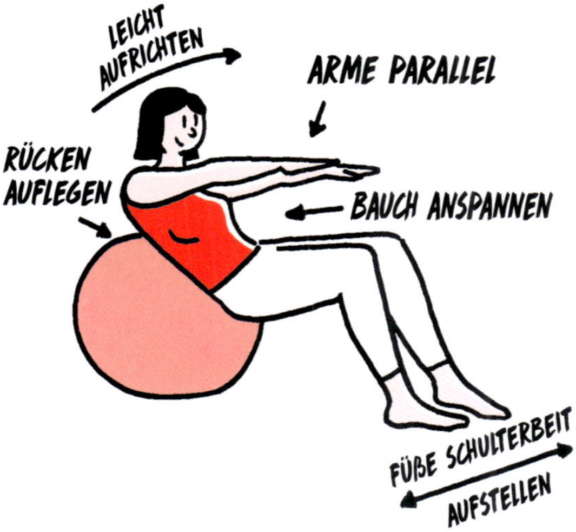

1

Lehne dich mit dem Rücken gegen einen Gymnastikball. Die Füße stehen schulterbreit geöffnet flach auf dem Boden. Strecke die Arme parallel zum Boden nach vorne. Richte den Oberkörper etwas auf, damit sich die Bauchmuskulatur anspannt. Bauch einziehen, Schulterblätter entspannen und den Beckenboden bis in den „zweiten Stock“ anspannen.

2

Atme ein und aus und mache beim Austamen mit dem rechten Arm einen „Flügelschlag“ nach unten. Anschließend die Arme wieder nach vorn strecken und den „Flügelschlag“ auf der linken Seite wiederholen. Dein Blick folgt der Armbewegung.

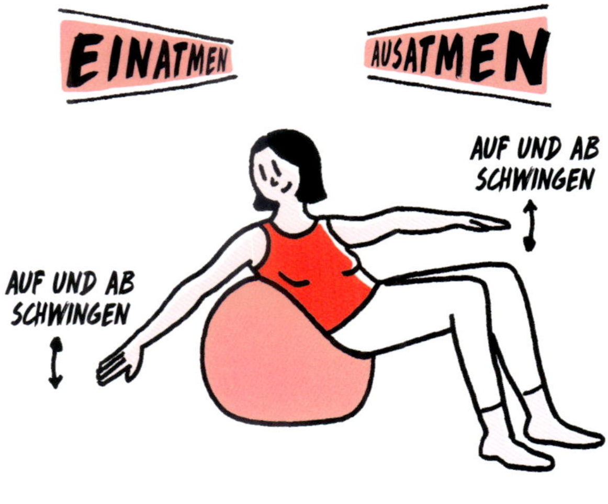

DAS BOOT

Diese Yogaübung ist die ideale Bauchmuskelübung mit Tiefenwirkung und außerdem ausgesprochen förderlich für deinen Gleichgewichtssinn und deine Konzentrationsfähigkeit.

3x
20 BIS 30 SEKUNDEN

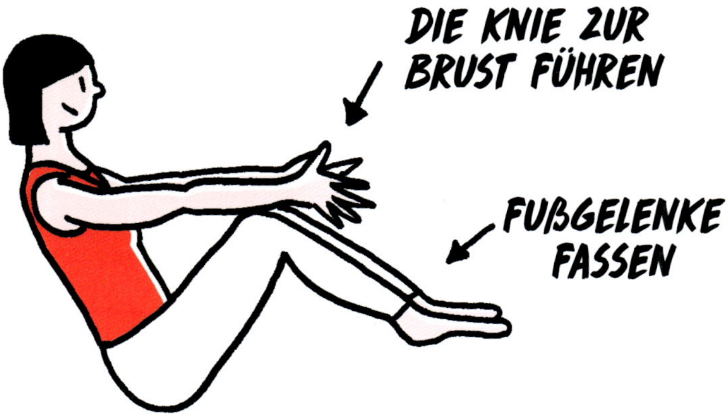

1

Setze dich aufrecht hin, umfasse deine Fußknöchel und ziehe die Knie Richtung Brust.

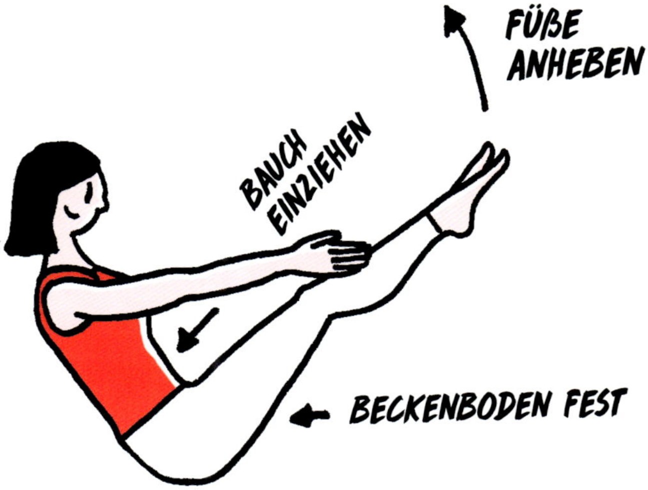

2

Löse jetzt die Füße vom Boden und versuche, sie über Kniehöhe zu heben. Die Arme ausstrecken und die Position halten. Atme ganz ruhig durch die Nase. Achte auf Folgendes: Die Schulterblätter sind entspannt, der Bauch eingezogen und der Beckenboden angespannt.

BEWEGUNG TUT GUT!

DIE SIRENE

Fantastische Übung für die Taille und gegen das Hüftgold.

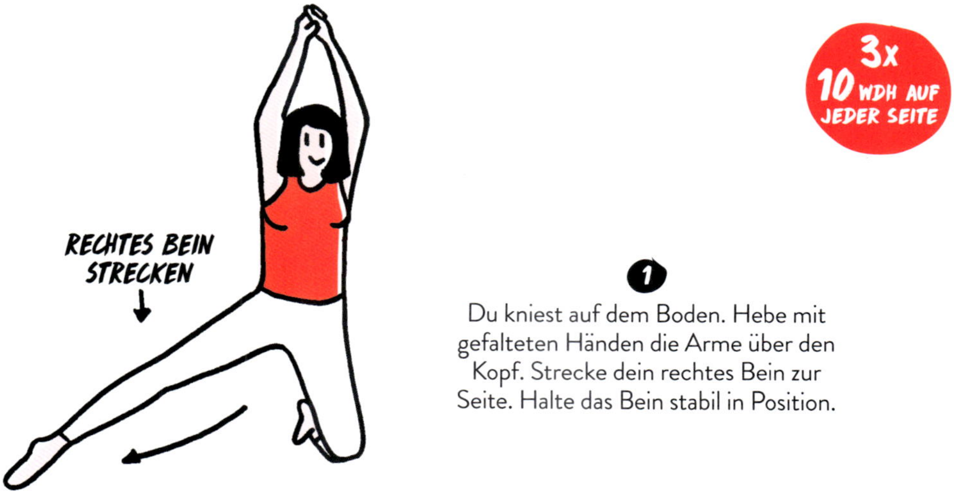

RECHTES BEIN STRECKEN
3x 10 WDH AUF JEDER SEITE

1

Du kniest auf dem Boden. Hebe mit gefalteten Händen die Arme über den Kopf. Strecke dein rechtes Bein zur Seite. Halte das Bein stabil in Position.

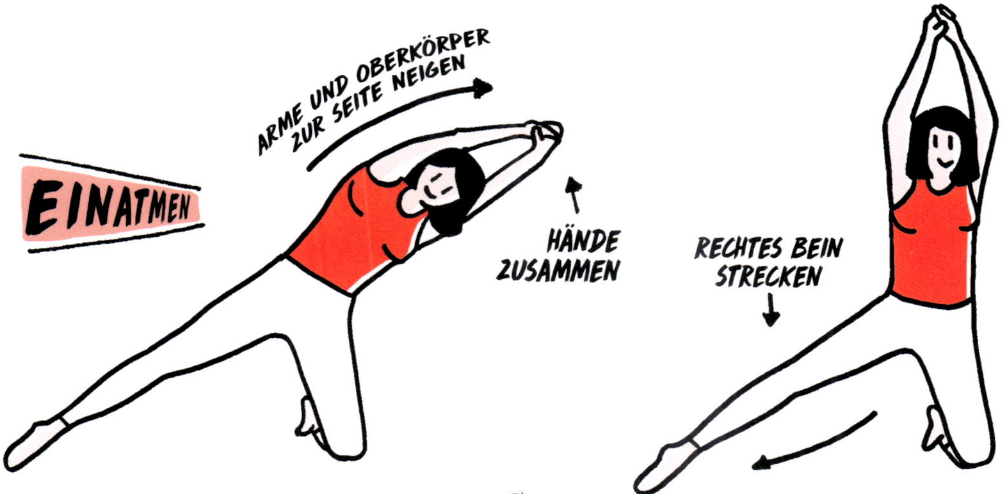

EINATMEN
ARME UND OBERKÖRPER ZUR SEITE NEIGEN
HÄNDE ZUSAMMEN
RECHTES BEIN STRECKEN

2

Neige Oberkörper und Arme nach links und atme dabei ein. Atme dann pustend aus und bringe Oberkörper und Arme wieder zurück zur Mitte. Achte darauf, dass du dich vollständig aufrichtest und den Bauch einziehst.

SCHLEMMEN-ERLAUBT-REZEPT

APFELPOMMES MIT BEERENDIP

2 Personen 5 Min

ZUTATEN

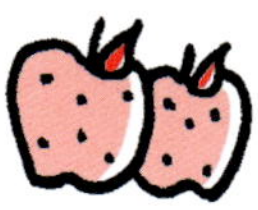

2 ÄPFEL

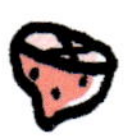

1/2 ZITRONE

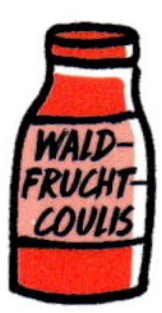

WALDBEEREN-PÜREE

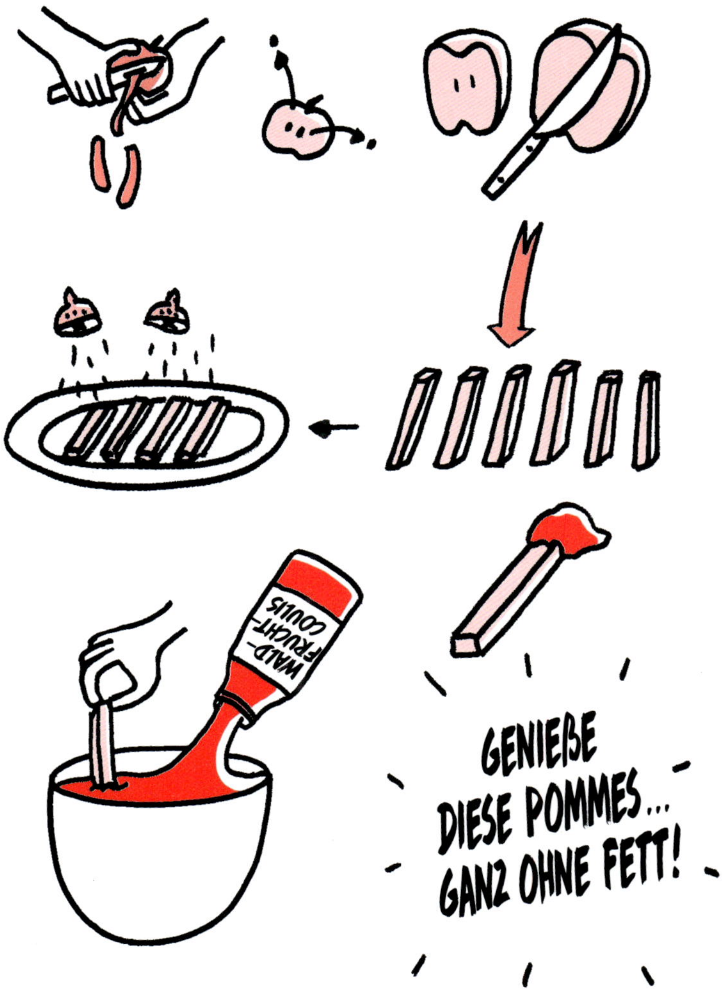

SO-SWEET-REZEPT

FEIGENFLAN

4 Personen · 10 Min · mindestens 2 Std in den Kühlschrank

ZUTATEN

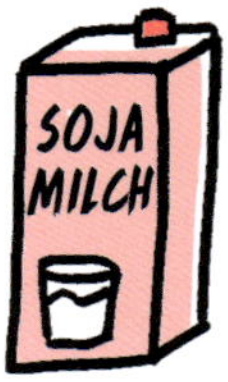

50 CL SOJAMILCH

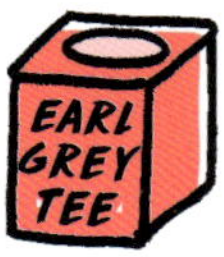

2 EL EARL GREY

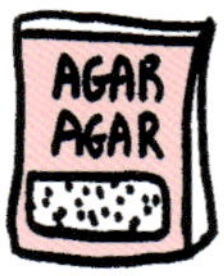

2 G AGAR-AGAR

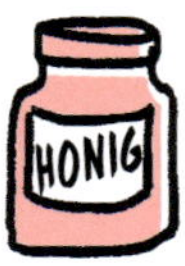

1 TL HONIG

4 GETROCKNETE FEIGEN

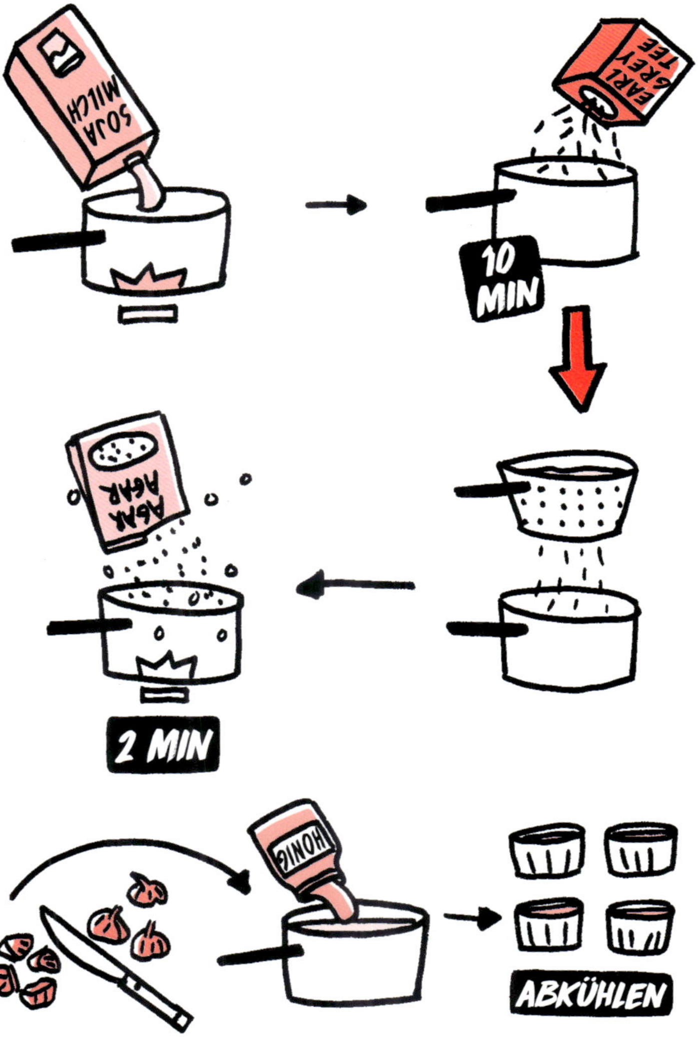

BEWEGUNG TUT GUT!

SEITLICHES PLANKING

Diese Übung formt die Taille und stärkt die schrägen Bauchmuskeln sowie den Beckenboden.

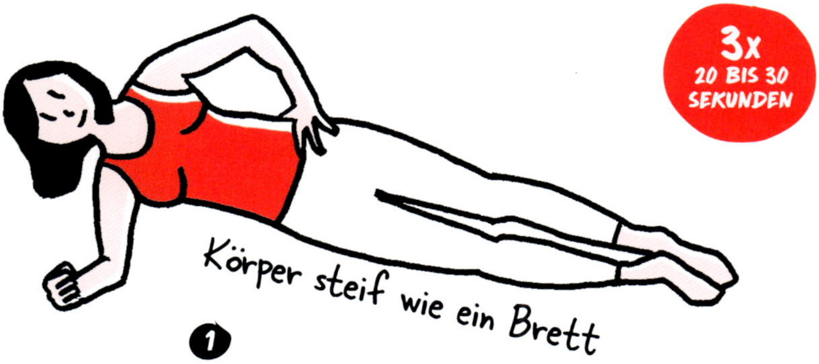

1

Lege dich auf die Seite, die Füße liegen über- oder nebeneinander, und stütze den Ellbogen auf. Löse nun den Körper vom Boden und stütze dich auf deinen Unterarm und die Füße. Die Position halten und entspannt durch die Nase atmen.

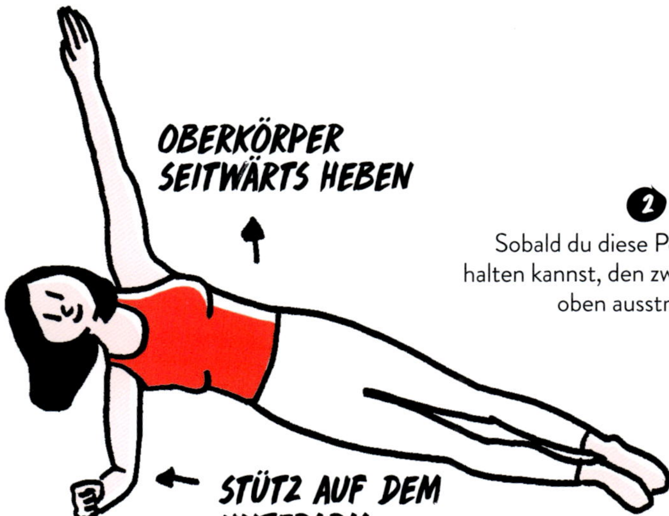

2

Sobald du diese Position sicher halten kannst, den zweiten Arm nach oben ausstrecken.

BEWEGUNG TUT GUT!

HERABSCHAUENDER HUND AUF DREI BEINEN

Noch eine Übung aus dem Yogarepertoire, mit der du ausgezeichnet den ganzen Körper, vor allem aber Po und Bauchmuskeln formen kannst!

3x 8 WDH AUF JEDER SEITE

1

Gehe in den Vierfüßlerstand. Strecke die Beine und versuche, die Fersen zum Boden zu bringen. Dazu drückst du dich mit den Armen vom Boden weg. Der Rücken ist gerade, den Po schiebst du nach oben.

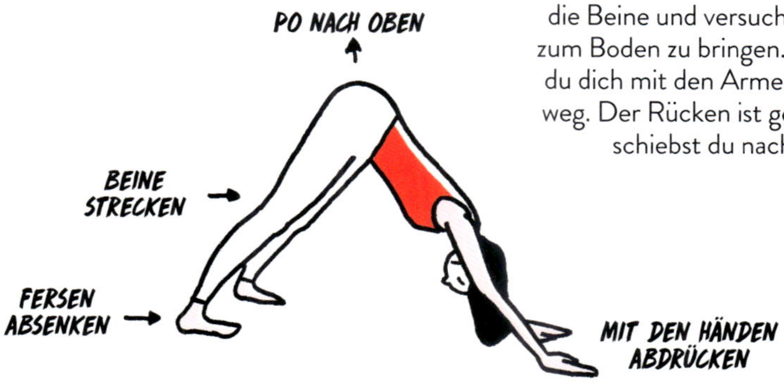
PO NACH OBEN
BEINE STRECKEN
FERSEN ABSENKEN
MIT DEN HÄNDEN ABDRÜCKEN

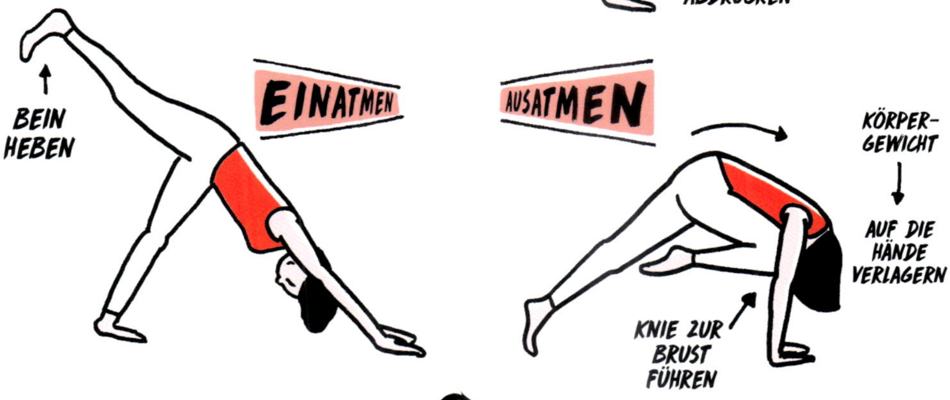

2

Atme ein und hebe das rechte Bein nach oben. Atme aus und verlagere das Körpergewicht auf die Hände. Der Körper bildet eine Linie. Bringe beim Ausatmen das Knie zur Brust. Während du wieder einatmest, den Körper mit den Händen wieder nach hinten schieben und das Bein wieder ausstrecken. Setze dann den Fuß ab und wiederhole die Übung mit dem linken Bein.

BEINSCHERE IN RÜCKENLAGE

Mit dieser Übung trainierst du deinen Beckenboden und deine Widerstandskraft. Für eine korrekte Ausführung ist Körperbeherrschung gefragt!

3x 10 WDH

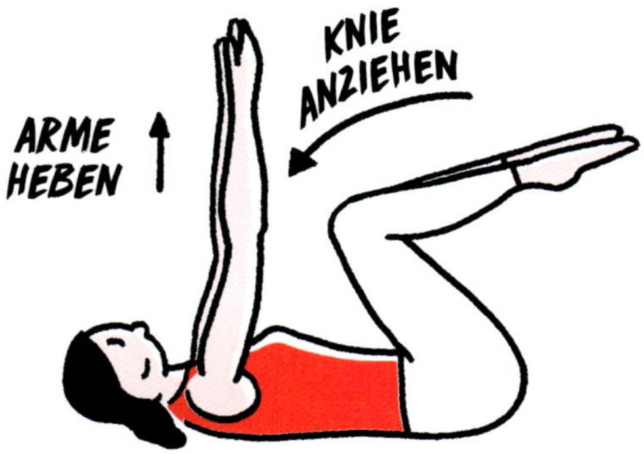

1

Lege Dich auf den Rücken. Hebe die Arme und führe sie senkrecht nach oben. Bringe die Knie zur Brust und strecke dann die Beine Richtung Decke. Drehe die Oberschenkel nach außen und achte darauf, dass du den unteren Rücken nicht in den Boden drückst. Die Wirbelsäule soll in ihrer natürlichen Stellung bleiben.

2

Führe mit den Beinen kleine Scherbewegungen aus und atme dabei pustend aus. Lasse dann die Beine wieder zu Boden sinken und entspanne. Dein Bauch ist ganz eingezogen, der Beckenboden gespannt und die Beine sind gestreckt.

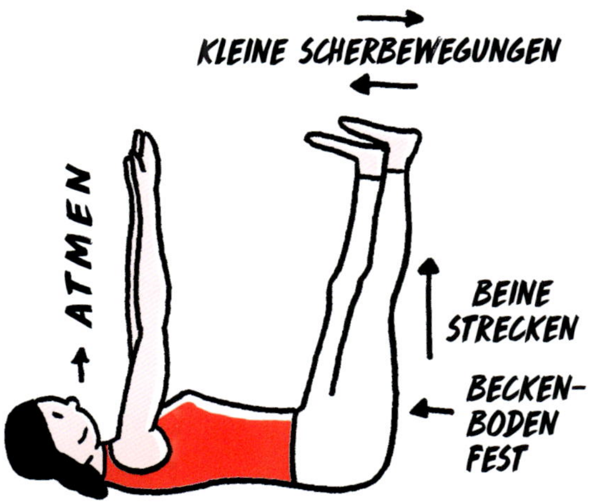

BEWEGUNG TUT GUT!

ROLL-UP

Diese ausgezeichnete Übung sorgt dafür, dass die geraden Bauchmuskeln und der (tief liegende) Quermuskel fest werden wie Beton!

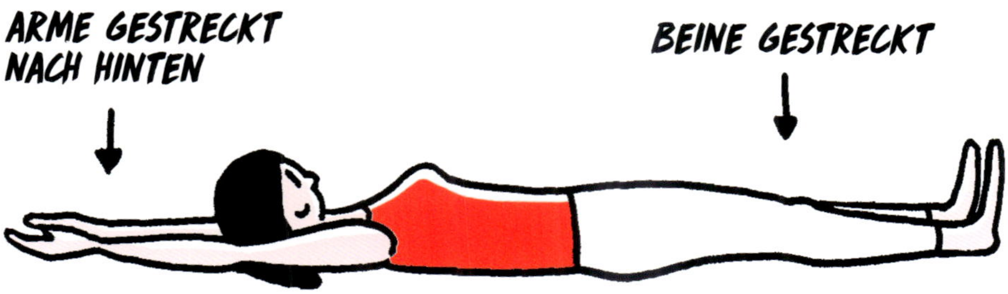

1

Der Länge nach auf den Rücken legen und die Arme nach hinten ausstrecken.

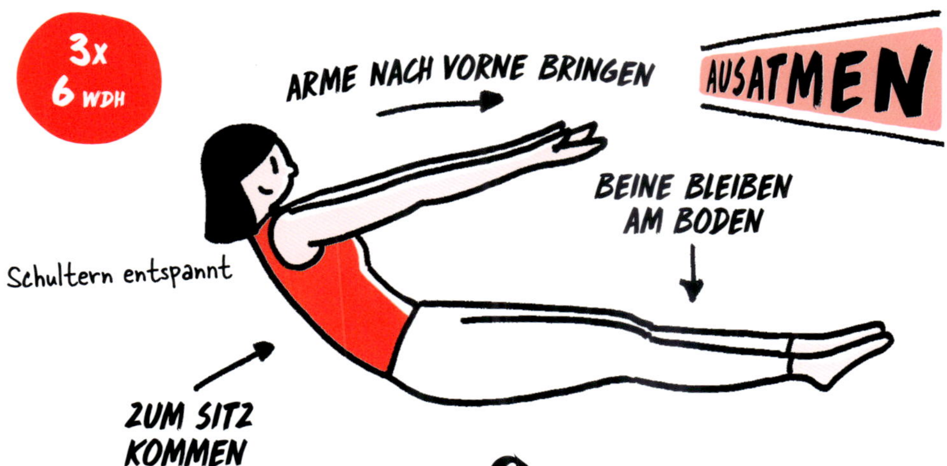

2

Einatmen. Beim Ausatmen die Arme nach vorn heben. Zieh dich in die Sitzstellung, ohne die Beine anzuheben (die Beine bleiben gestreckt am Boden). In der Sitzstellung einatmen. Anschließend pustend ausatmen und mit einer kontrollierten Bewegung in die Rückenlage zurückkehren.

TANZENDER BAUCH

Die perfekte Übung, um den Darm zu massieren und das Zwerchfell-Chakra zu entspannen. Stelle dich hin und neige dich nach vorn. Die Arme sind gestreckt; die Hände liegen auf den Oberschenkeln. Atme entspannt durch den Bauch ein und mache beim Ausatmen Pumpbewegungen mit dem Bauch. Atme in vier Etappen ein und drücke beim Ausatmen die Luft in acht Etappen aus dem Bauch. Wiederhole die Übung in aller Ruhe fünfmal. Du wirst dich leichter fühlen!

KINDHALTUNG

Die Position entspannt den besonders beanspruchten unteren Rücken. Knie dich auf den Boden, drücke die großen Zehen gegeneinander und setze dich auf deine Fersen. Öffne die Knie und senke den Oberkörper auf die Oberschenkel. Die Arme werden lang nach vorne gestreckt und abgelegt. Die Stirn berührt den Boden. Halte die Position solange du magst. Genieße die Ruhe und tanke ein paar Minuten Energie.

ENTSPANNUNG ZWISCHENDURCH

ENTSPANNUNG FÜR DIE HALSWIRBEL

Diese Übung kann man überall ausführen – oder nach einem ausgiebigen Bauchmuskeltraining. Der Rücken ist gerade. Neige den Kopf leicht nach vorne und lege die Hände hinter den Kopf, ohne ihn nach unten zu drücken. Ziehe langsam das Kinn zur Brust und rolle die Wirbelsäule Wirbel für Wirbel ab. Verharre einige Sekunden in dieser Position und richte dann den Oberkörper langsam wieder auf. Halte dabei den Kopf gerade. Idealerweise wiederholst du diese Entspannungsübung vier- bis fünfmal hintereinander.

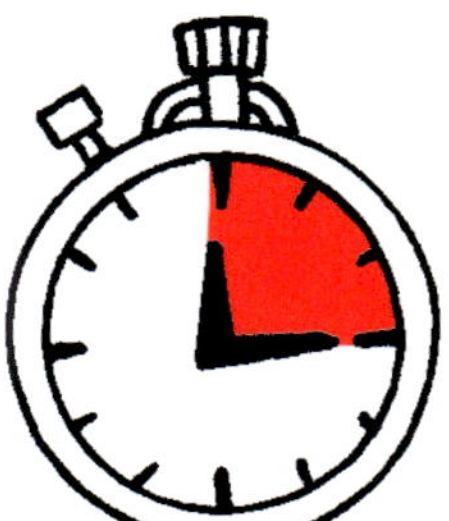

EIN ANRUF WIRKT WUNDER

Tu dir etwas Gutes, indem du jemanden anrufst, der dir am Herzen liegt, und sei es nur für ein paar Minuten. Ein kurzes Gespräch wirkt beruhigend und gibt dir Schwung für den Rest des Tages.

TRAUM-PO? REINE WILLENSSACHE!

ADIPÖS, ÖDEMATÖS ODER FIBRÖS?
Finde heraus, welche Art von Cellulite bei dir vorliegt, damit du sie leichter loswirst.

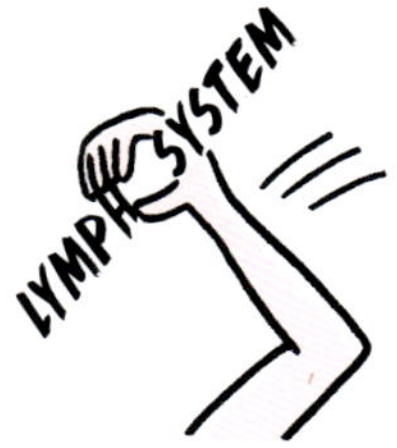

PEELE DEINEN KÖRPER mindestens einmal in der Woche, um abgestorbene Hautzellen zu entfernen und Regenerationsprozesse anzuregen. So kommt dein Lymphsystem auf Trab!

ACHTE AUF DEINE ERNÄHRUNG:
Meide ungesunde Fette und Zucker, damit sich keine Fettzellen anlagern.

NICHT VERGESSEN:
Halte dich gerade und verschließe dein Haus – und zwar im Stehen wie im Sitzen. Wenn du das verinnerlichst, verbessert sich deine Körperhaltung!

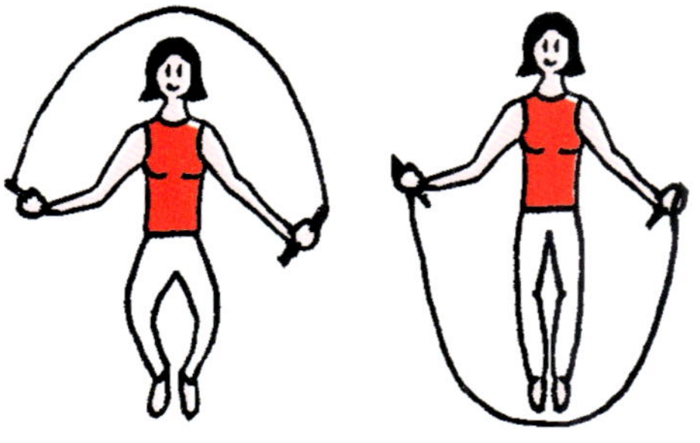

JEDEN TAG 10 MINUTEN SEILSPRINGEN VERTREIBT DIE CELLULITE!

CELLULITE LOSWERDEN

Diese Geißel der Menschheit macht vor niemandem halt. Also frisch ans Werk! Hier erfährst du, was du über den Kampf gegen die Cellulite wissen musst.

WELCHER CELLULITE-TYP BIST DU?

Adipös? Oft ist Cellulite durch Übergewicht oder durch eine Körperform bedingt, die leicht Fett ansetzt. Die betroffene Hautpartie fühlt sich weich an und es tut nicht weh, wenn du dich zwickst. Diese Cellulite ist meist an Oberschenkeln, Po, Bauch und Hüfte zu finden.

Ödematös? Diese Form wird manchmal auch als Cellulite der Schlanken bezeichnet und beeinträchtigt die Blut- und Lymphzirkulation. Ursachen sind Wassereinlagerungen und Störungen des Hormonhaushalts. Die ödematöse Cellulite fühlt sich weich an und ist eher an den Waden, Armen und Oberschenkeln zu finden.

Oder fibrös? Diese Form der Cellulite klebt sozusagen an deinem Körper und besteht unter Umständen schon sehr lange. Beim Zusammendrücken tut es weh und die Haut ist ziemlich hart. Diese Form der Cellulite schwächt das Bindegewebe und „würgt" die Durchblutung ab. Sie tritt häufig an Po, Knien und Oberschenkeln auf.

WENIGER FETT UND ZUCKER

Du solltest mageres Fleisch, zum Beispiel Steaks, bevorzugen und Lammfleisch meiden. Verzichte auf fette Fleisch- und Wurstwaren und halte dich bei Bratwurst und Blutwurst zurück. Je konsequenter du auf diese ungesunden Fette verzichtest, umso mehr sieht sich die Cellulite in die Enge getrieben und findet sich bereit, das Weite zu suchen! Auf diese Weise verringerst du die Menge an Fettzellen in deinem Körper. Greife zu grünem Gemüse und Fisch, komme nach Möglichkeit bei allen Mahlzeiten ohne Sättigungsbeilagen aus und schränke deinen Süßwarenkonsum ein. So bringst du deinen Körper dazu, Fett zu verbrennen, und entwässerst deinen Organismus. Zu guter Letzt: Trinke immer reichlich Wasser.

BYE-BYE, CELLULITE!

SCHÜTTEL DEINEN KÖRPER!

Eine der besten Übungen, mit der du gegen Cellulite vorgehst, ist **Seilspringen**. Springe zum Einstieg jeden Tag ein bisschen und baue dann die eine oder andere Übung mit dem Springseil in deine Workouts ein. Nach und nach sollte sich die Dauer dieser **Übungen auf zehn Minuten** einpendeln – nicht ohne Pause, sondern in mehreren Einheiten, die zusammengenommen etwa zehn Minuten dauern. Du wirst sehen: ein **ultraeffektiver Cellulite-Killer.**

GEHE JOGGEN!

Hier gilt das Gleiche: Je mehr du dein Gewebe durchschüttelst, desto besser! Beim Joggen **kurbelst du den Kreislauf an und bringst Stoffwechsel und Fettverbrennung auf Trab.** Jogge zum Einstieg acht Minuten, gefolgt von schnellem Gehen zum Erholen und dann wieder acht Minuten Joggen. **Wiederhole diesen Wechsel zwei- oder dreimal** und gehe dann gemütlich zurück. Du wirst das Kribbeln in Oberschenkeln, Bauch und Gesäßmuskeln spüren.

KEINE ZUCKERHALTIGEN GETRÄNKE UND SÜßWAREN

Vor allem bei der Nahrungsaufnahme nach 17 Uhr musst du damit rechnen, dass die Cellulite auf den Plan tritt! Behandel deinen Po gut und **massiere ihn mit festen Händen.** Trinke über den Tag verteilt **flüssiges Chlorophyll** und – denke an Romeo und Julia – **kombiniere nie Eiweiße und Kohlenhydrate** in einer Mahlzeit.

PLÖTZLICHER HEIßHUNGER?

Mache nicht deine ganzen Bemühungen zunichte, indem du dich über die Keksdose hermachst, **sondern sorge gegen Fressattacken vor.** Um plötzliche Fett- oder Zuckergelüste zu befriedigen und deinen Hunger zu stillen, genügen **eine Handvoll Kerne** (Mandeln oder Haselnüsse) und **ein Tee**. Nimm dir Zeit, **gründlich zu kauen!**

ADIEU, CELLULITE!

GOOD MORNING!

Mit dieser Übung straffst du besonders wirksam den Po, trainierst den unteren Rücken und tust der Oberschenkelrückseite etwas Gutes.

3x 20 WDH

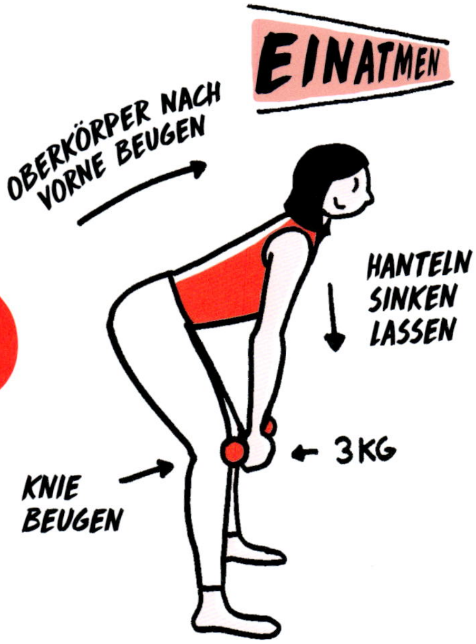
EINATMEN
OBERKÖRPER NACH VORNE BEUGEN
HANTELN SINKEN LASSEN
3KG
KNIE BEUGEN

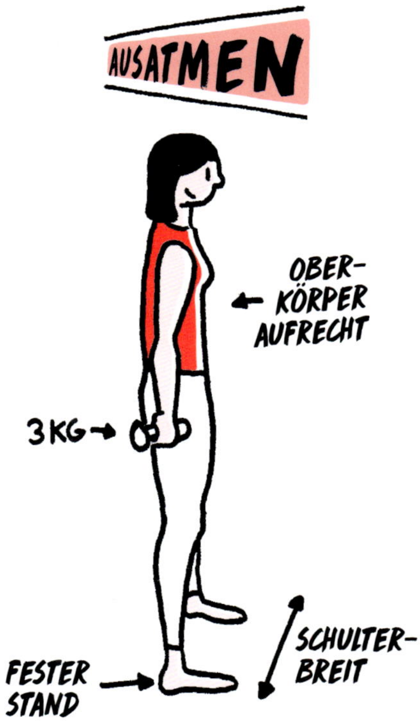

1

Stelle dich aufrecht hin, die Füße schulterbreit auseinander. Nimm in jede Hand eine mindestens 3 kg schwere Hantel (oder eine Kettlebell, ein großes Rundgewicht mit Henkel). Die Knie sind leicht gebeugt. Atme ein und neige dabei den Oberkörper nach vorn, bis sich die Hanteln unterhalb der Kniescheiben befinden.

2

Atme mit eingezogenem Bauch aus und richte den Oberkörper wieder auf. Die Fersen dabei fest in den Boden drücken. Bei richtiger Ausführung der Übung spürst du die Muskelarbeit im unteren Rücken und im Po.

BEINE AUS STAHL!

Diese großartige Übung bringt ein Sixpack und trainiert auch den (tief liegenden) Quermuskel!

2x VOR UND ZURÜCK

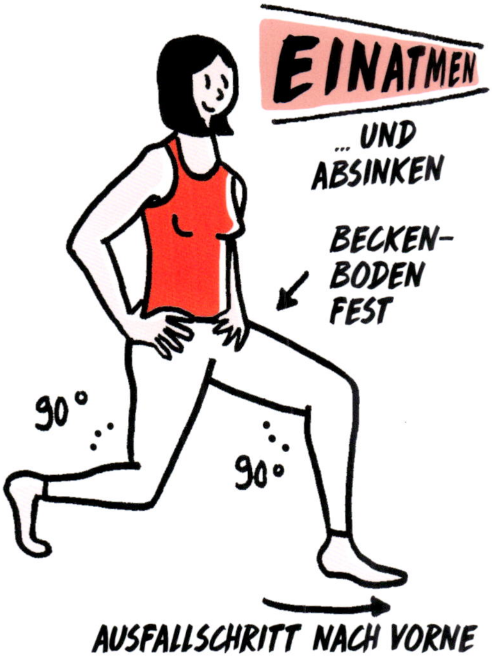

1

Stell die Füße dicht nebeneinander und lege die Hände an die Hüfte. Dein Haus muss gut verschlossen sein (Schultern entspannt, Bauch eingezogen, Beckenboden leicht angespannt). Atme ein, senke dabei den Oberkörper ab und mache einen großen Schritt nach vorne. Die Knie sind im 90°-Winkel gebeugt, der Rücken bleibt gerade.

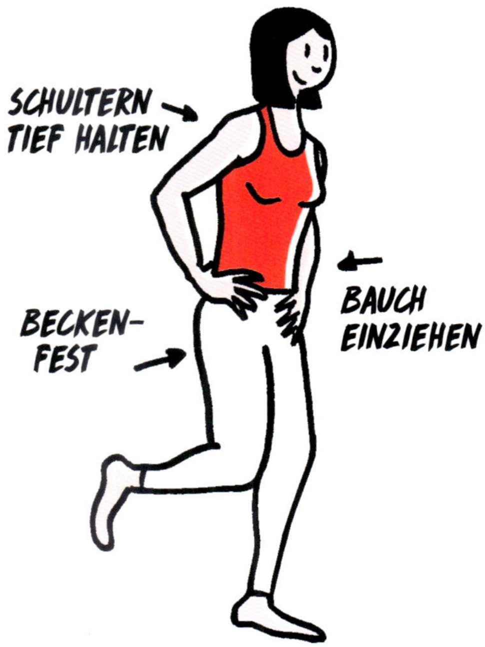

2

Atme aus und verlagere das Gewicht auf die Ferse des vorderen Beines. Spanne den Beckenboden an und stelle die Füße wieder nebeneinander auf. Wiederhole die Übung mit dem anderen Bein. Nimm dir Zeit, zwischen den Durchgängen die Oberschenkel zu dehnen.

BEWEGUNG TUT GUT!

DER STUHL

Ein wohlgeformter Po ohne passende Oberschenkel? Das wäre schade! Diese Übung ist perfekt geeignet, um die Oberschenkel zu formen und zu stärken, ohne auch nur einen Zentimeter mehr Volumen.

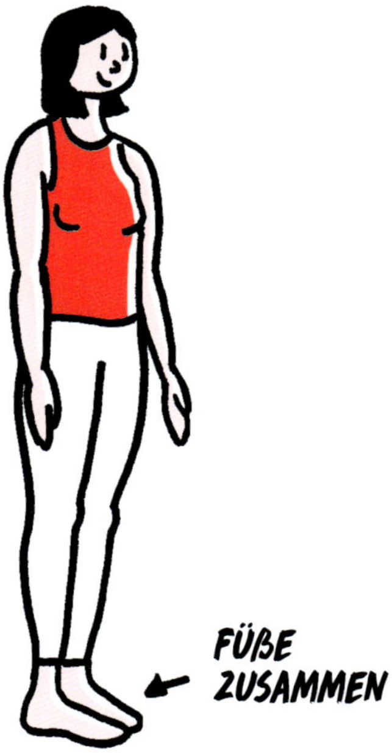

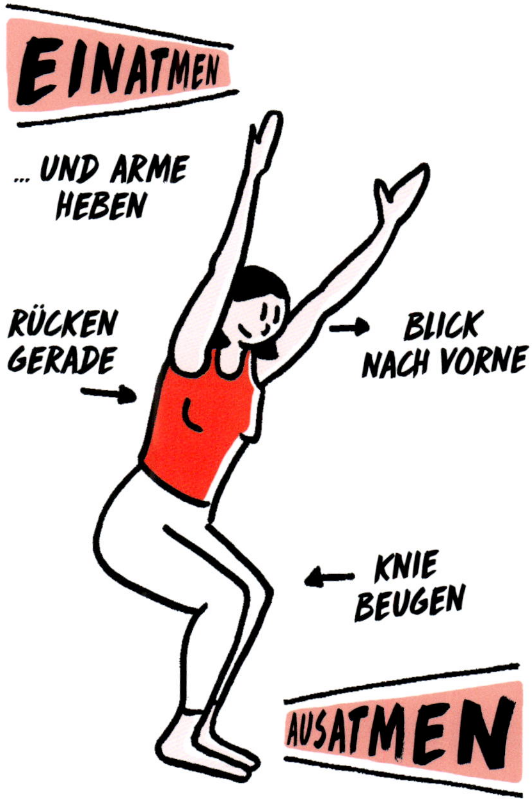

1

Stelle die Füße eng nebeneinander auf.

2

Atme ein und hebe die Arme parallel über den Kopf. Beuge die Knie so, als wolltest du dich hinsetzen. Atme aus und verharre in dieser Position. Dein Haus ist fest verschlossen. Mache acht Atemzüge durch die Nase. Der Rücken ist gerade, der Blick nach vorn gerichtet.

BEWEGUNG TUT GUT!

DER BAUM

Die ersten Yogis verharrten stundenlang unbeweglich in der Baumstellung. Für uns ist diese Übung auch interessant, weil sie Rücken und Gesäßmuskeln trainiert. Idealerweise übst du einmal am Tag, für die Dauer von acht Atemzügen durch die Nase das Gleichgewicht zu halten. Das verbessert die körperliche und geistige Balance.

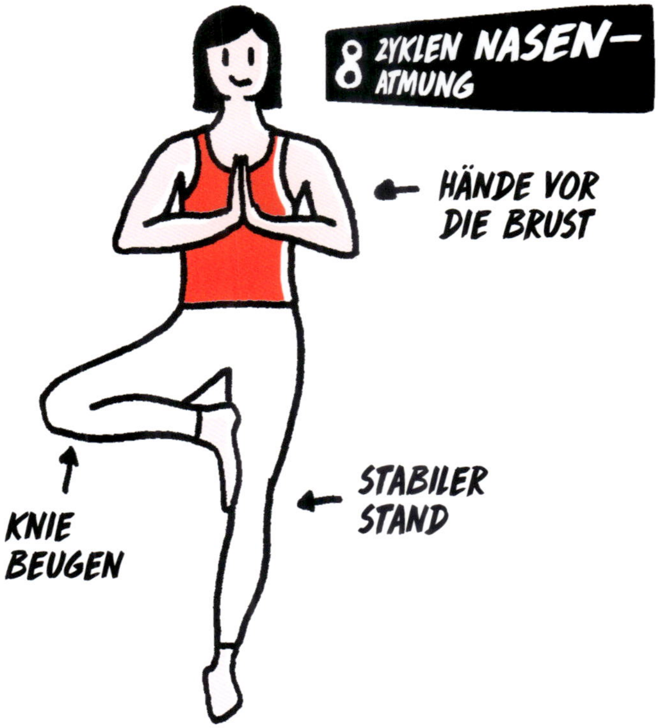
8 ZYKLEN NASEN-ATMUNG
HÄNDE VOR DIE BRUST
KNIE BEUGEN
STABILER STAND

Wie ein Baumstamm muss das Standbein ganz gestreckt und stabil stehen. Die Zehen sind die Wurzeln des Baums. Das andere Bein ist angezogen; der Fuß liegt über dem Knie des Standbeins an. Die Hände sind in Gebetshaltung vor der Brust gefaltet.

EXPRESS-REZEPT

SPARGEL MIT AIOLI UND MANDELN

2 Personen 5 Min 7 Min

ZUTATEN

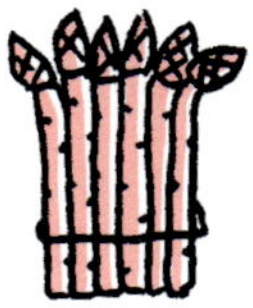

450 G FRISCHER GESCHÄLTER SPARGEL

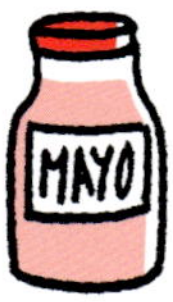

1 EL MAYONNAISE

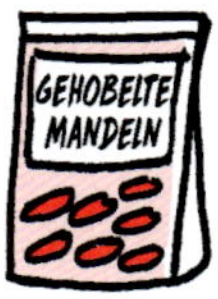

2 EL GERÖSTETE MANDELN, GEHACKT

1/2 TL GEHACKTER KNOBLAUCH

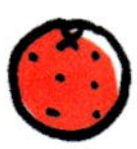

1/4 ORANGENSCHALE IN ZESTEN

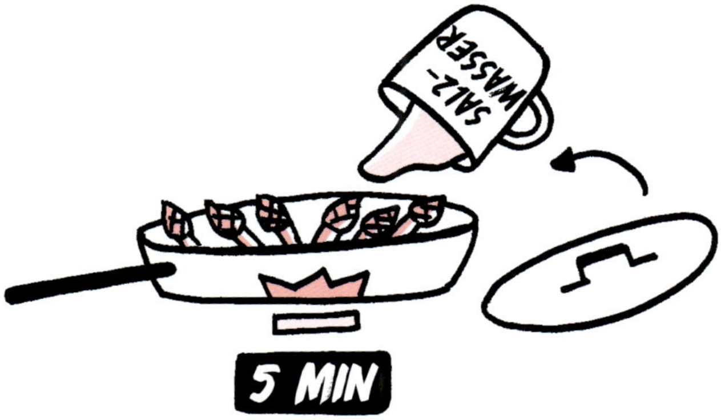

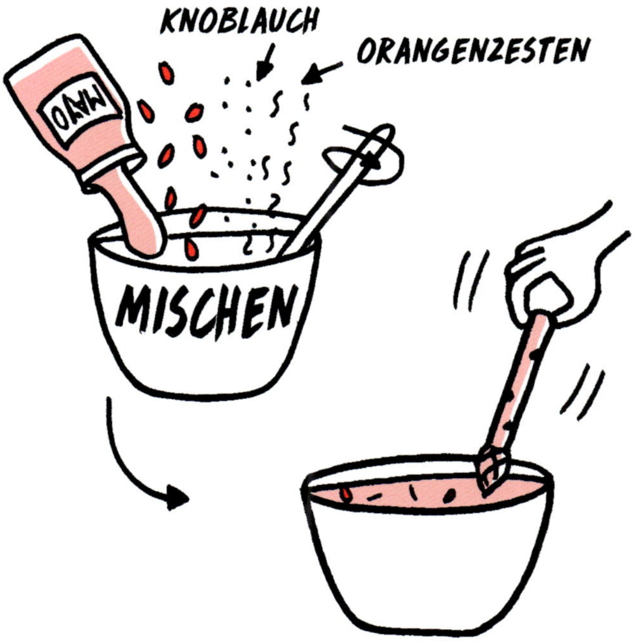

BEWEGUNG TUT GUT!

DIE BRÜCKE

Diese Übung ist Trumpf, wenn es um einen wohlgeformten Po geht, und der Geheimtipp für einen Poansatz zum Dahinschmelzen!

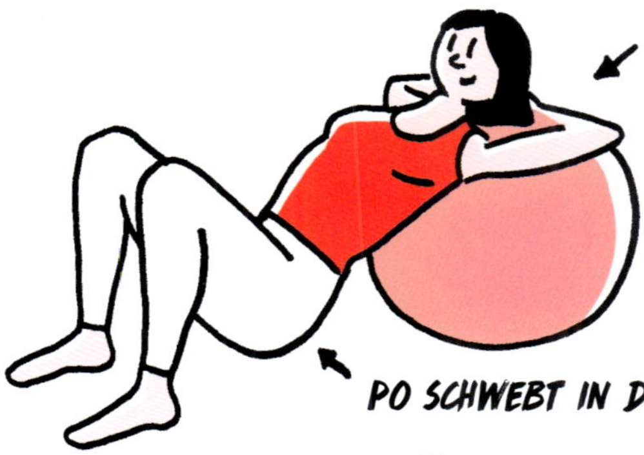
SCHULTERN AUF DEN GYMNASTIK-BALL
PO SCHWEBT IN DER LUFT

20 x JEDEN TAG

DAS GIBT EINEN KNACKIGEN PO!

1

Lehne dich mit den Schultern gegen einen Gymnastikball. Der Po ist angehoben. Wenn kein Ball verfügbar ist, kannst du die Übung auch am Boden durchführen.

2

Hebe und senke dein Becken. Drücke dabei die Fersen in den Boden und spanne die Gesäßmuskeln an. Denk daran, dein Haus zu verschließen, und spanne die Beckenbodenmuskulatur allmählich immer stärker an. Dadurch wird die Übung noch effektiver.

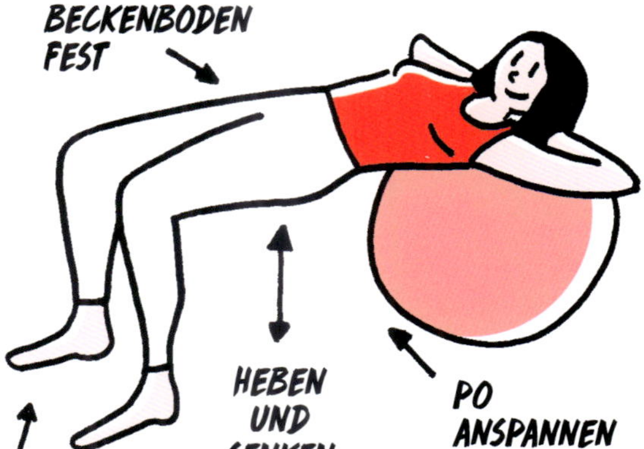

BEWEGUNG TUT GUT!

HAMPELMANN

Diese Übung ist ein wirksames Mittel gegen Cellulite und gut für Herz, Gesäßmuskeln und Oberschenkel.

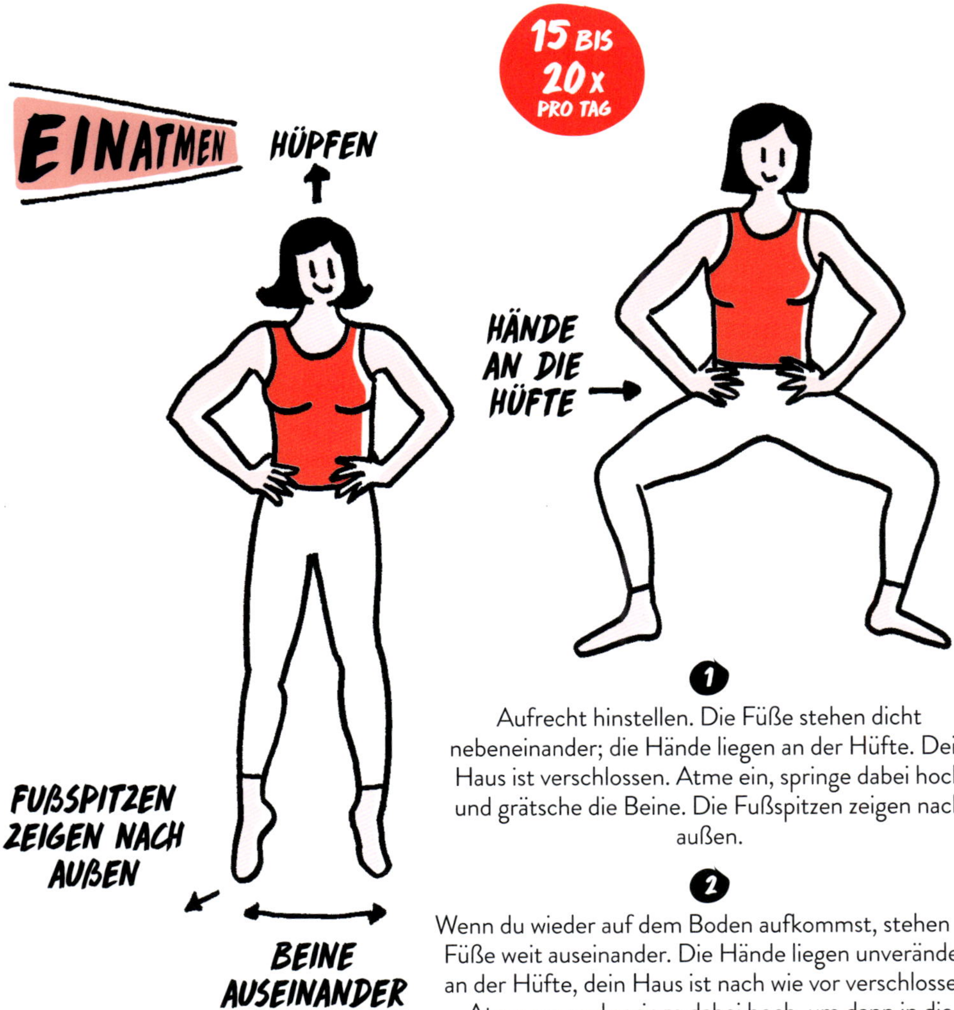
15 BIS 20 x PRO TAG
EINATMEN
HÜPFEN
HÄNDE AN DIE HÜFTE
FUßSPITZEN ZEIGEN NACH AUßEN
BEINE AUSEINANDER

1

Aufrecht hinstellen. Die Füße stehen dicht nebeneinander; die Hände liegen an der Hüfte. Dein Haus ist verschlossen. Atme ein, springe dabei hoch und grätsche die Beine. Die Fußspitzen zeigen nach außen.

2

Wenn du wieder auf dem Boden aufkommst, stehen die Füße weit auseinander. Die Hände liegen unverändert an der Hüfte, dein Haus ist nach wie vor verschlossen. Atme aus und springe dabei hoch, um dann in die Ausgangsstellung zurückzukehren. Führe die Übung im Rhythmus durch und drücke die Fersen fest in den Boden, wenn du aufkommst.

DETOX-REZEPT

GARNELEN IM SCHNELLGANG

4 Personen · 15 Min · 5 Min

ZUTATEN

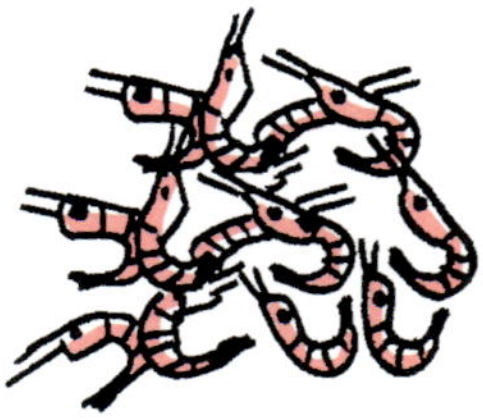

500 G FRISCHE GARNELEN

4 KNOBLAUCHZEHEN

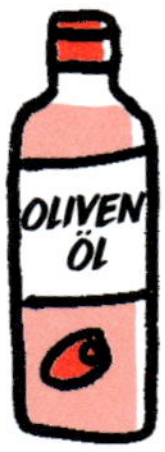

3 EL OLIVENÖL

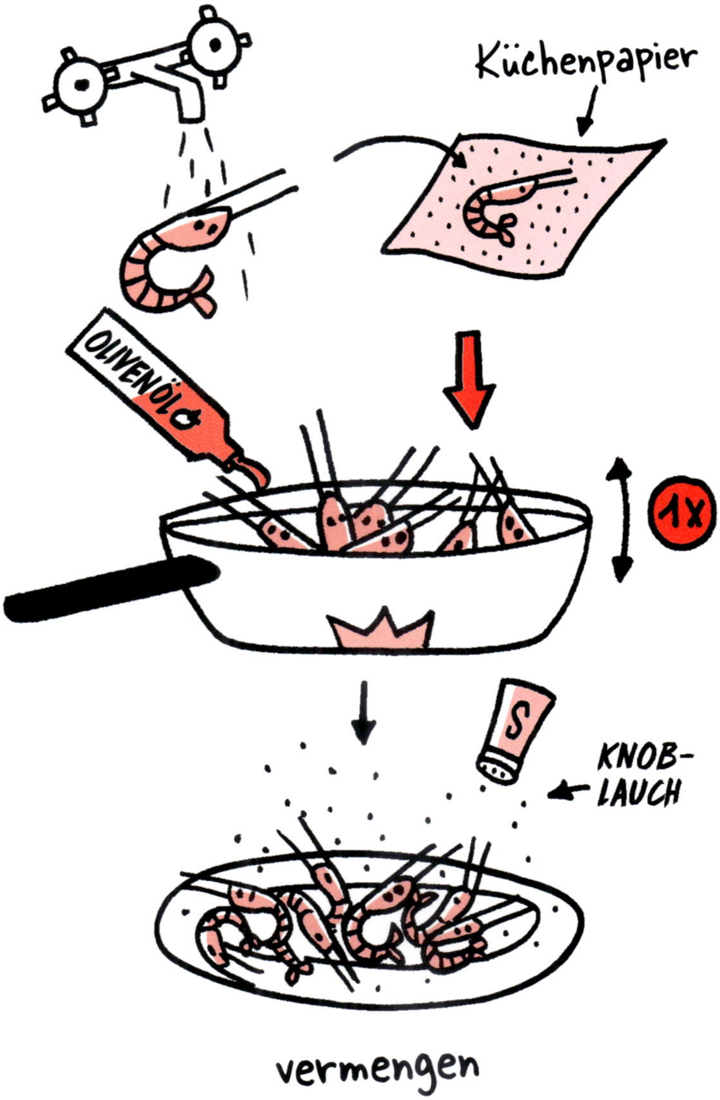

BEWEGUNG TUT GUT!

DER SCHWIMMER

Diese Übung bietet alle Vorteile eines Schwimmbadbesuchs, ohne dass deine Haare nass werden! Sie sorgt für einen wohlgeformten Po und stärkt den unteren Rücken.

14 BIS 20x

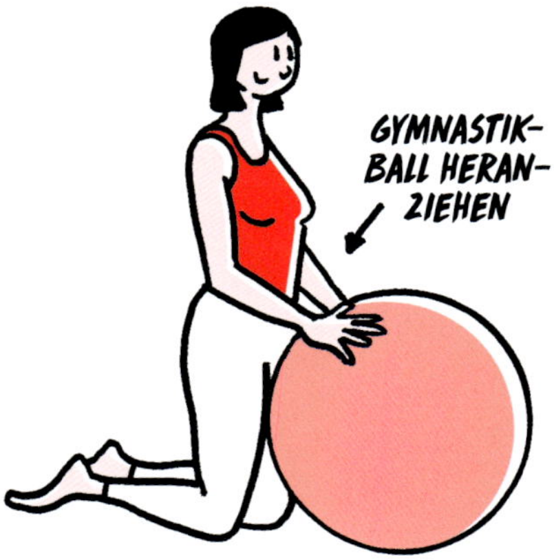
GYMNASTIK-
BALL HERAN-
ZIEHEN

1

Knie dich hin und nimm den Gymnastikball fest vor deinen Bauch.

2

Bewege Arme und Hände nach vorn, bis nur noch das Becken auf dem Ball aufliegt. Deine Beine sind parallel zum Boden gestreckt und liegen eng nebeneinander.

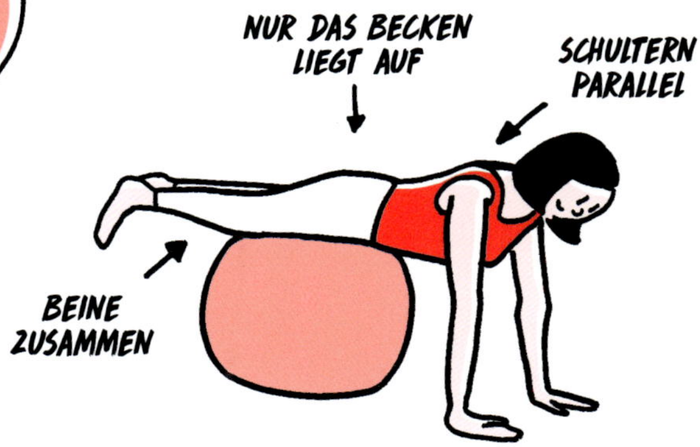
NUR DAS BECKEN
LIEGT AUF
SCHULTERN
PARALLEL
BEINE
ZUSAMMEN

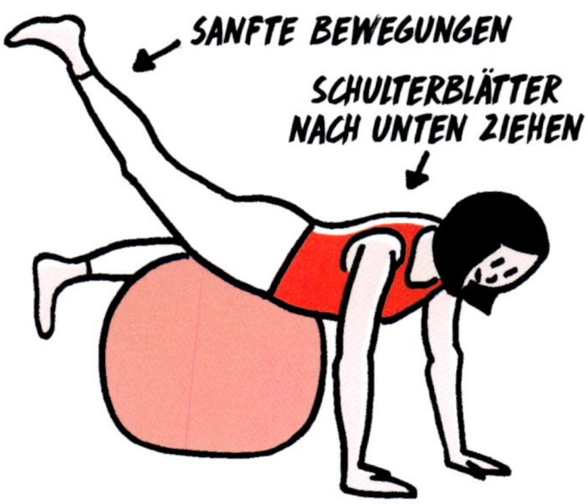
SANFTE BEWEGUNGEN
SCHULTERBLÄTTER
NACH UNTEN ZIEHEN

3

Strecke die Arme und halte den Nacken gerade. Führe nun kleine schlagende Beinbewegungen aus und halte das Gleichgewicht. Entspanne die Schulterblätter und atme ganz ruhig.

BEWEGUNG TUT GUT!

DIE TÄNZERIN

Diese Übung lässt deine Schönheit erblühen. Sie bringt Anmut und Sinnlichkeit hervor, weil sie den ganzen Körper einbezieht: Rücken, Taille und Po.

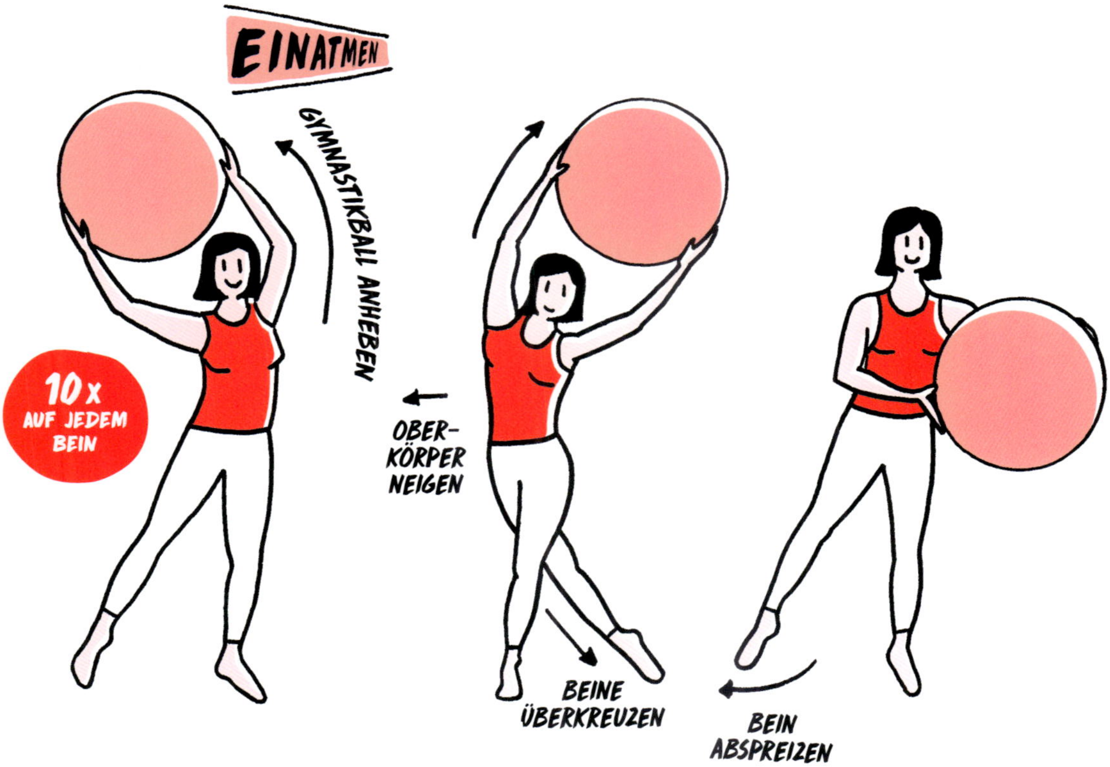

1

Aufrecht hinstellen. Die Beine stehen eng nebeneinander. Halte den Gymnastikball über den Kopf.

2

Lass die Beine locker und bringe das rechte Bein hinter das linke. Neige den Oberkörper nach links und atme ein.

3

Löse das rechte Bein und schwinge es nach rechts aus. Führe den Ball mit einer Halbkreisbewegung nach vorne. Atme ein und bringe das rechte Bein erneut hinter das linke. Hebe den Ball mit einer weiteren Halbkreisbewegung über den Kopf.

BEWEGUNG TUT GUT!

DAS TANZBEIN SCHWINGEN – IM LIEGEN

Eine ausgezeichnete Übung, die Tänzer an der Ballettstange durchführen. Sie trainiert den (tief liegenden) kleinen Gesäßmuskel und formt eine schmale Taille.

3x 20 WDH

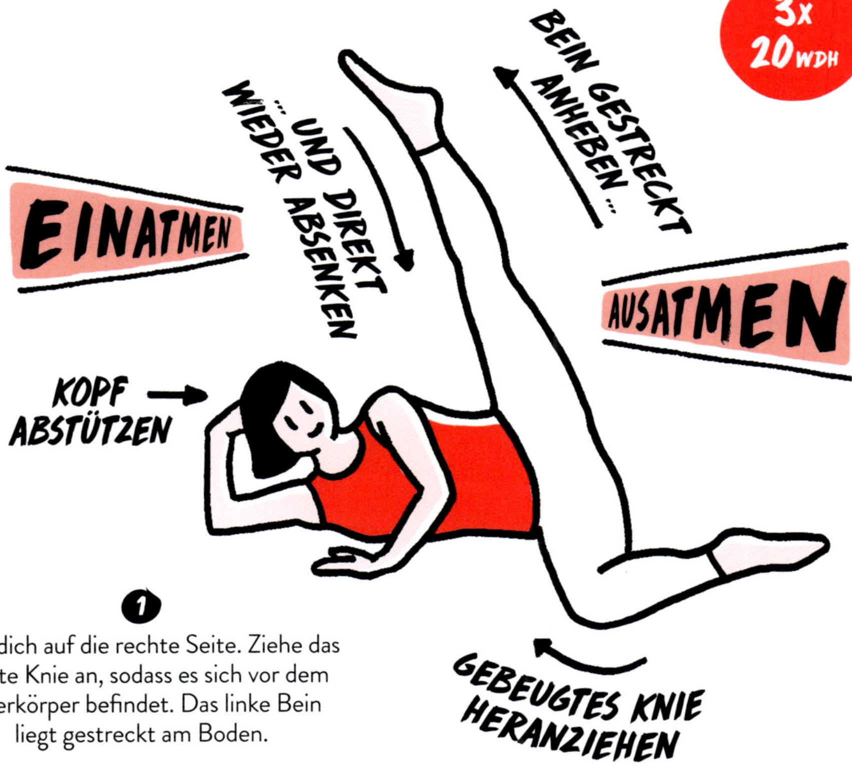
BEIN GESTRECKT ANHEBEN …
… UND DIREKT WIEDER ABSENKEN
EINATMEN
AUSATMEN
KOPF ABSTÜTZEN
GEBEUGTES KNIE HERANZIEHEN

1. Lege dich auf die rechte Seite. Ziehe das rechte Knie an, sodass es sich vor dem Oberkörper befindet. Das linke Bein liegt gestreckt am Boden.

2. Atme ein und aus, während du das gestreckte Bein in Richtung deiner linken Schulter hebst und sofort wieder senkst. Diese schlagende Bewegung soll dynamisch sein. Achte darauf, deine Fußspitze auszustrecken. Auf der anderen Seite wiederholen.

BEWEGUNG TUT GUT!

HALBE KNIEBEUGE

Wer bewundert Tänzerinnen und Tänzer nicht für ihre wohlgeformten Körper? Diese Übung strafft deinen Po und verbessert deine Körperhaltung.

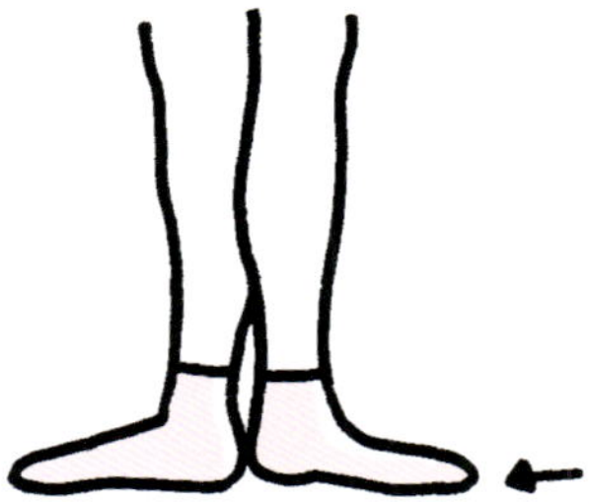

1

Du stehst aufrecht vor der Rückenlehne eines Stuhles, auf die du dich stützen kannst. Die Füße stehen in der Ersten Position (die Fersen berühren sich und die Fußspitzen zeigen nach außen). Der Rücken ist gerade. Atme ein und beuge die Knie. Das Gewicht ruht auf den Zehen. Wenn du dich wieder aufrichtest, atme pustend aus und strecke die Beine.

2 x 20 WDH IN JEDER POSITION

2

Führe die halbe Kniebeuge anschließend auch in diesen Ausgangspositionen durch:

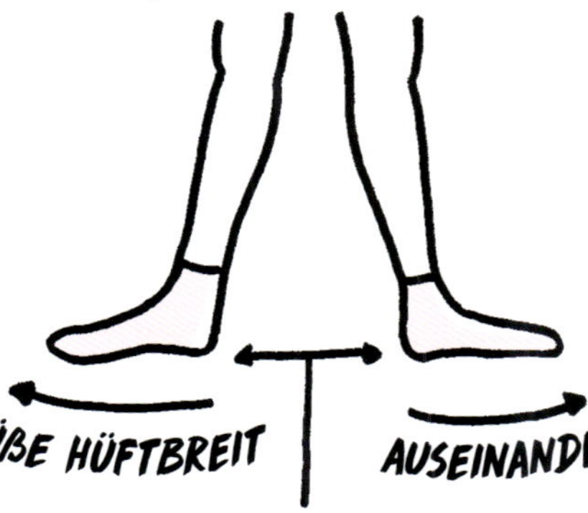

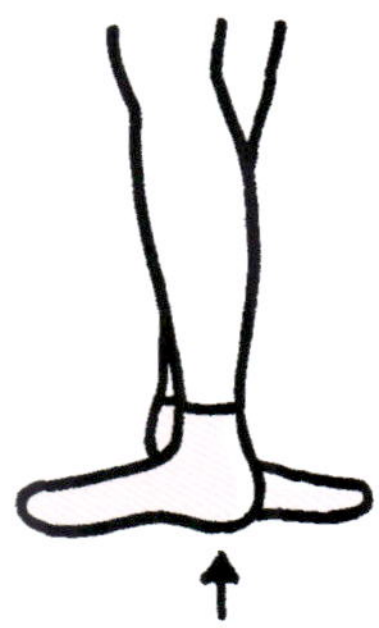

NACH-DER-ANSTRENGUNG-ERLAUBT-REZEPT

PAPRIKANUDELN MIT FETA

2 Personen | 10 Min | 20 Min

ZUTATEN

- 2 TASSEN VOLLKORNNUDELN NACH WAHL
- 1/4 TASSE (65 ML) HÜHNERBRÜHE
- 1 SCHÄLCHEN (150 ML) FETA, GEWÜRFELT
- 2 TL OLIVENÖL
- 1 GEHACKTE ZWIEBEL
- 1 GEHACKTE KNOBLAUCHZEHE
- 1 ROTE UND 1 GRÜNE PAPRIKA, IN STREIFEN GESCHNITTEN
- 1 GEHACKTE TOMATE
- 10 OLIVEN IN SCHEIBEN
- 1/4 TL BASILIKUM, 1/4 TL FRISCHE PETERSILIE UND 1/4 TL FRISCHER PFEFFER

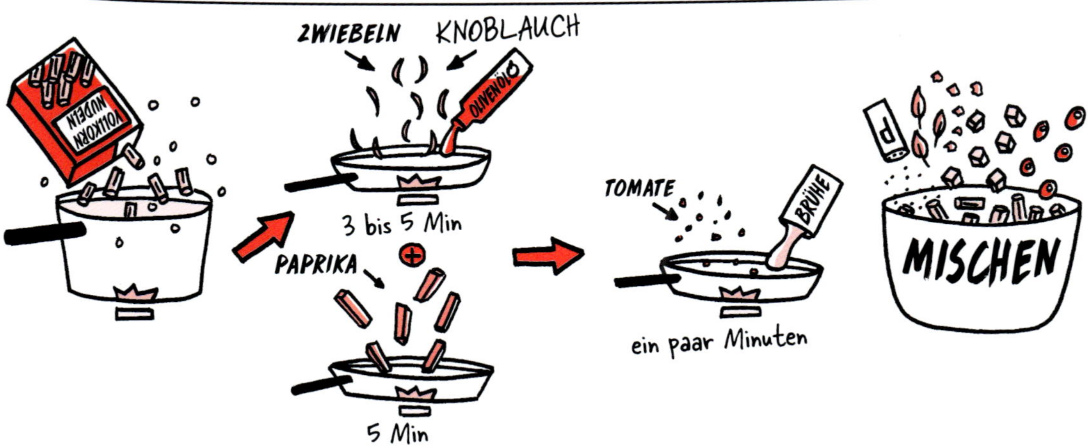

BEWEGUNG TUT GUT!

KNIEBEUGE MIT ZWISCHENHÜPFER

Diese Übung weckt Erinnerungen an die Kindheit und kommt bei meinen Kursteilnehmerinnen immmer gut an! Trainiert werden Gesäßmuskeln, Oberschenkel und die Körperhaltung.

FEDERN

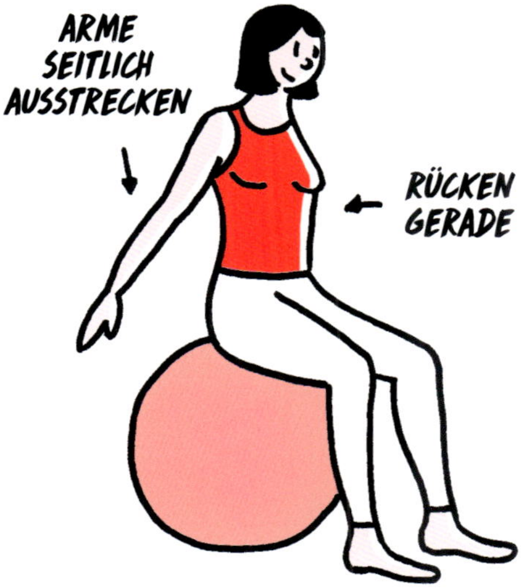

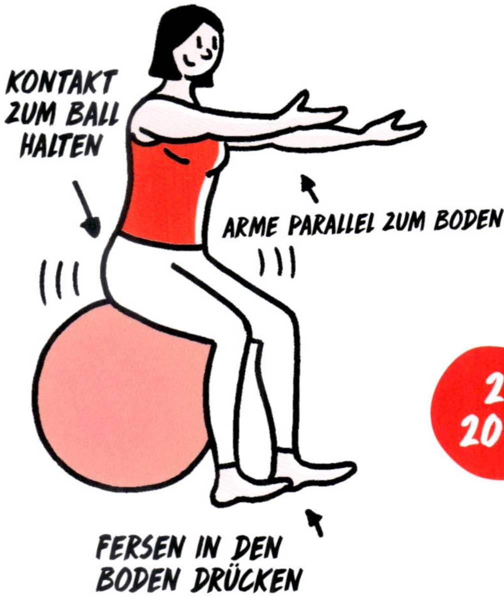

2x 20 WDH

1

Setze dich auf einen Gymnastikball. Dein Haus ist gut verschlossen und der Rücken gerade. Die Arme sind zur Seite ausgestreckt.

2

Hüpfe zweimal sachte auf dem Ball auf und ab. Beim dritten Mal tust du so, als wolltest du kurz aufstehen, stütze dich dabei auf den Fersen ab. Strecke die Arme waagerecht nach vorn, um das Gleichgewicht zu halten. Vorsicht: Der Po muss im Kontakt mit dem Ball bleiben.

DAS PENDEL

Mit dieser Übung trainierst du dein Gleichgewichtsgefühl, aber auch deine Gesäßmuskeln und Hüftpölsterchen!

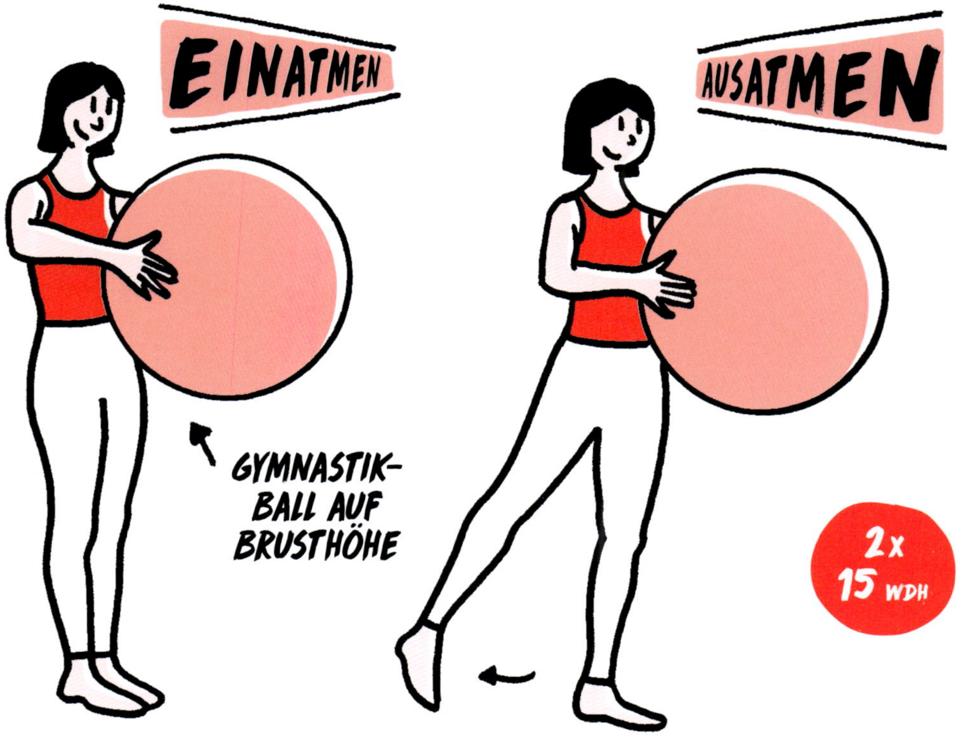

1

Im aufrechten Stand den Gymnastikball auf Brusthöhe halten. Dein Haus ist verschlossen. Atme ein, ohne dich zu bewegen, und lass beim Ausatmen das rechte Bein zur Seite schwingen.

2

Atme ein und kehre wieder in die Ausgangsstellung zurück. Anschließend die Schwingbewegung mit dem linken Bein ausführen.

BEWEGUNG TUT GUT!

DAS HÜNDCHEN

Eine sehr wirkungsvolle Basisübung zum Formen der seitlichen Gesäßmuskulatur.
Achte auf die richtige Ausgangsstellung!

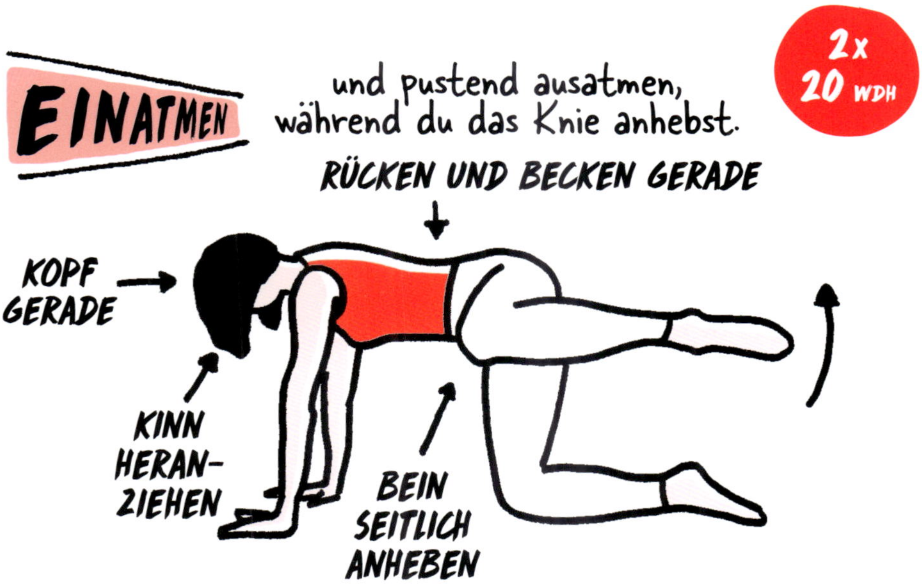
EINATMEN
und pustend ausatmen, während du das Knie anhebst.
2x 20 WDH
RÜCKEN UND BECKEN GERADE
KOPF GERADE
KINN HERAN-ZIEHEN
BEIN SEITLICH ANHEBEN

1

Gehe in den Vierfüßlerstand. Die Arme sind gestreckt, die Schulterblätter entspannt und der Rücken gerade.

2

Öffne das linke Knie zur Seite und halte das Becken dabei weiterhin gerade. Hebst du das Bein zu weit, besteht die Gefahr, dass sich dein Becken verdreht, was für deinen unteren Rücken kein Vergnügen wäre. Normalerweise hat die Bewegung jedoch eine natürliche Grenze. Atme ein, bevor du das Knie anhebst, und während der Bewegung pustend aus. Der Kopf bleibt gerade und das Kinn leicht angezogen. Bringe das Knie mit einer kontrollierten Bewegung wieder zum Boden.

SEITLICHES PLANKING MIT BEINHEBEN

Diese Übung mag ich ganz besonders, denn sie beinhaltet zwei Übungen auf einmal. Sie formt dein Gesäß zum Traum-Po und sorgt dazu für eine schlanke Taille! Voraussetzung: Du musst sehr genau auf eine korrekte Haltung achten.

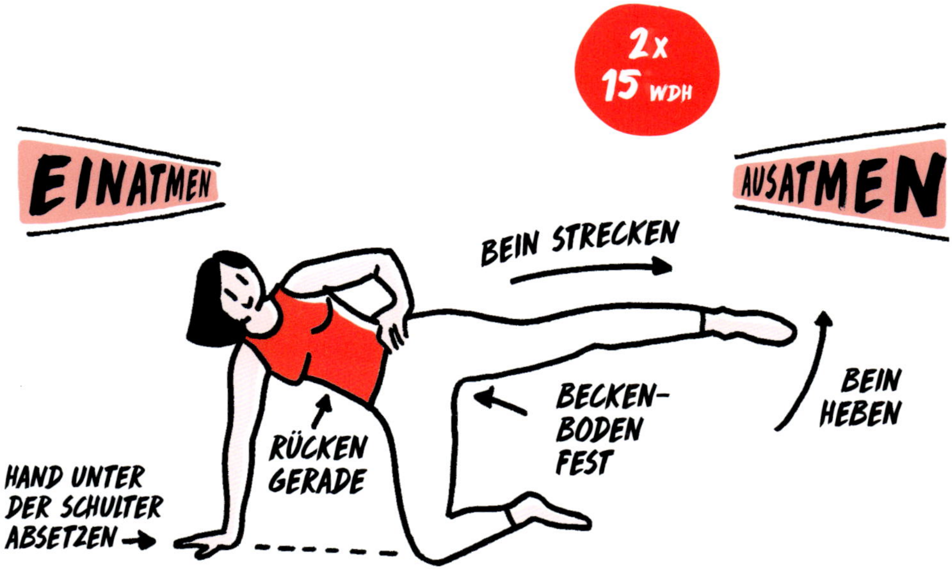

1

Gehe in den Kniestand. Stütze die linke Hand in einigem Abstand auf den Boden – auf einer Linie mit den Knien. So kannst du eine Art seitliches Planking auf Knien ausführen.

2

Strecke das rechte Bein jetzt so aus, dass der Rücken gerade bleibt, und hebe es seitlich an. Atme zu Beginn der Bewegung ein und während du das Bein anhebst pustend aus. Spanne den Beckenboden während des Beinhebens kräftig an und halte den Rücken gerade.

BEWEGUNG TUT GUT!

SUPERWOMAN

Eine hervorragende Übung für den großen Gesäßmuskel und die Lendenmuskulatur! Umwerfender Poansatz garantiert.

1

Gehe in den Vierfüßlerstand. Der Rücken ist gerade, die Arme sind gestreckt, der Kopf befindet sich in der Verlängerung der Wirbelsäule. Atme aus und führe das rechte Knie und den linken Ellbogen aufeinander zu, bis sie sich berühren.

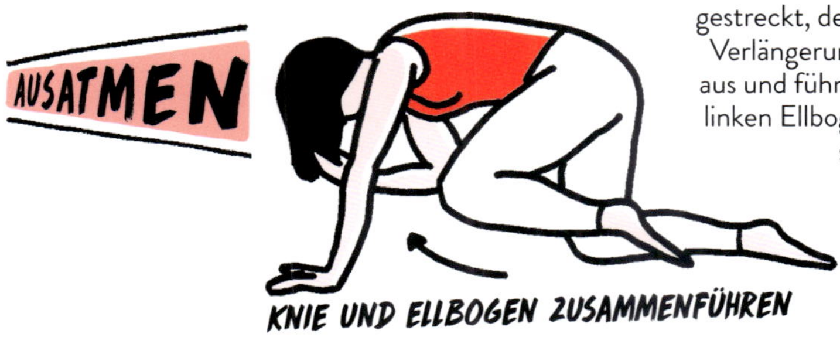

2x 12 WDH

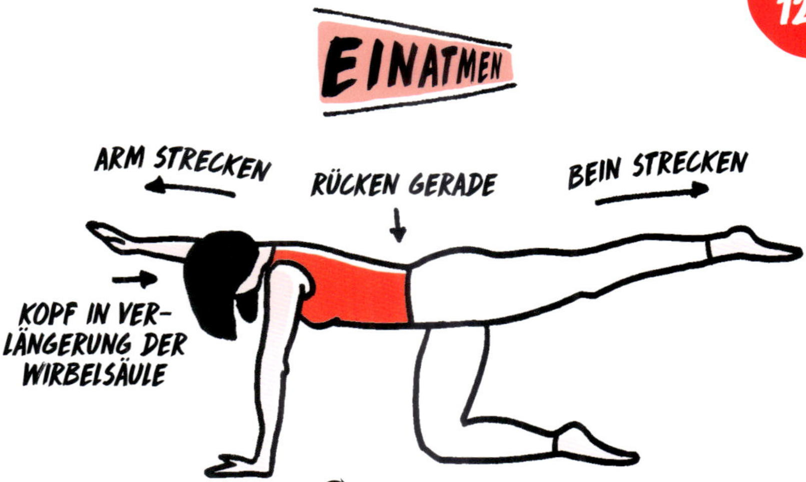

2

Atme ein und strecke den linken Arm nach vorn und gleichzeitig das rechte Bein nach hinten. Wechsele bei jedem Durchgang die Seiten. Führe die Übung in Ruhe durch. Die Bewegung soll flüssig sein. Es geht um Körperkontrolle, nicht um Tempo. Die Atmung gibt den Rhythmus vor ...

GESTRECKTER SCHWAN

Mit dieser Position dehnst du die schrägen und geraden Bauchmuskeln sowie den Rücken, die Gesäßmuskulatur und die Leiste. Sie entlastet und mobilisiert dein Becken, löst Spannungen und entspannt den Darm.

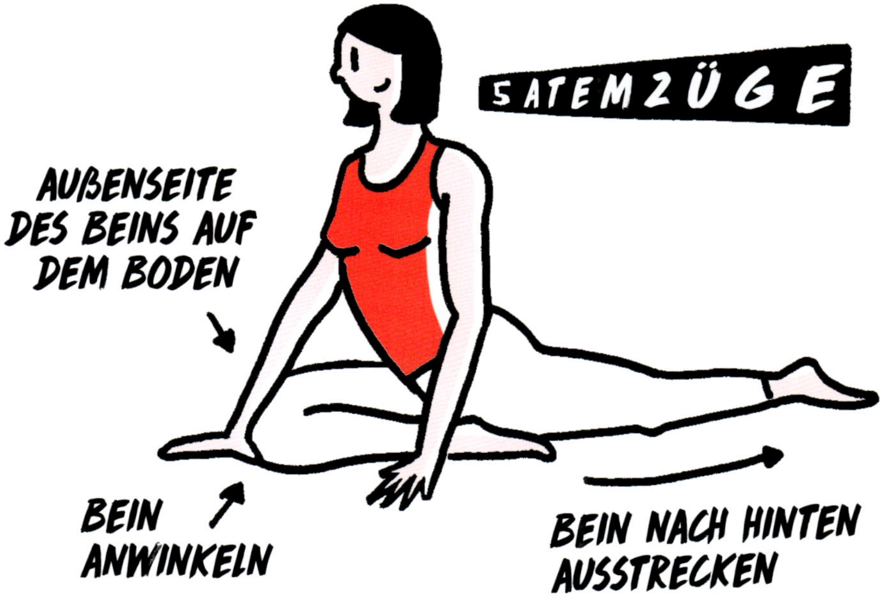
5 ATEMZÜGE
AUßENSEITE DES BEINS AUF DEM BODEN
BEIN ANWINKELN
BEIN NACH HINTEN AUSSTRECKEN

1

Setze dich auf den Boden. Zieh das rechte Bein angewinkelt zu dir, die Außenseite des Oberschenkels liegt am Boden auf. Strecke das linke Bein nach hinten, dabei liegt die Kniescheibe am Boden auf und die Zehen sind entspannt.

2

Richte dich auf, dehne den Nacken und halte die Position für fünf Atemzüge durch die Nase. Anschließend die Beine wechseln.

ENTSPANNUNG ZWISCHENDURCH

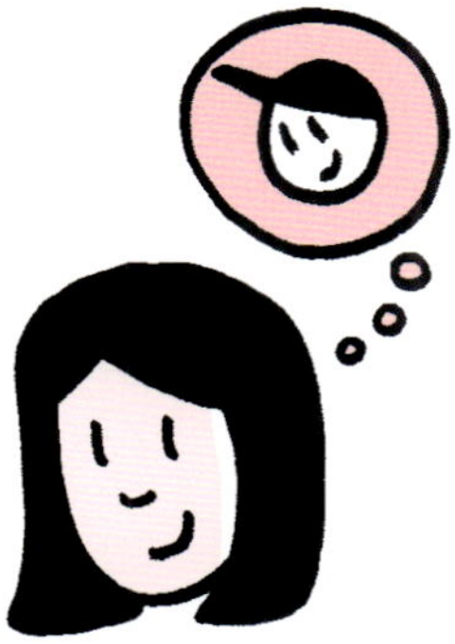

DER DANKESCHÖN-GEDANKE

Frage dich vor dem Schlafengehen, welches positive Erlebnis des heutigen Tages du einem anderen Menschen zu verdanken hast: Jemand hat dir die Tür aufgehalten, ein Passant hat dich angelächelt oder ein Straßenmusiker, an dem du auf dem Weg zur Arbeit vorbeigekommen bist, hat deine Stimmung gehoben ... Dein Geist kommt zur Ruhe, die Gesichtsmuskeln lockern sich. Du wirst unbeschwerter einschlafen und am nächsten Morgen besser erholt sein.

DIE MONDATMUNG

Setze dich auf einen Stuhl oder im Schneidersitz auf den Boden. Halte den Rücken gerade und schließe die Augen. Verschließe mit dem Daumen dein rechtes Nasenloch. Atme durch das linke Nasenloch tief ein und verschließe es dann mit dem Zeigefinger. Halte den Atem möglichst lange an. Öffne nun das rechte Nasenloch wieder und atme aus. Fahre fort, wobei du immer nur mit dem linken Nasenloch (Mondseite) einatmest. Je länger du diese Atmung beibehältst, desto besser können sich Ruhe und Ausgeglichenheit in deinem Kopf und deinem Körper ausbreiten. Eine perfekte Abendübung.

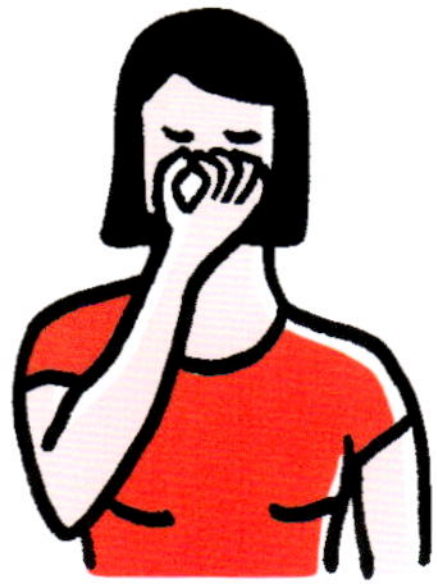

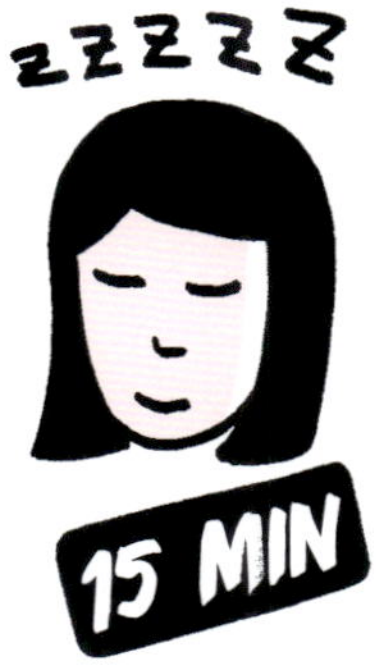

DIE MINI-SIESTA

Setz dich entspannt in einen Sessel oder lege dich ins Bett. Schließe 15 Minuten die Augen und lasse während dieser Viertelstunde innerlich alles los ... Wenn du aufwachst, ist dein Gehirn wieder aufnahmefähig für Neues.

ICH-BELOHNE-MICH-REZEPT

ERDBEERQUARKSPEISE

4 Personen 10 Min

ZUTATEN

- 350 G QUARK ODER HÜTTENKÄSE
- 2 TL AGAVENSIRUP
- 200 G ERDBEEREN
- 1 PÄCKCHEN ERDBEERPÜREE

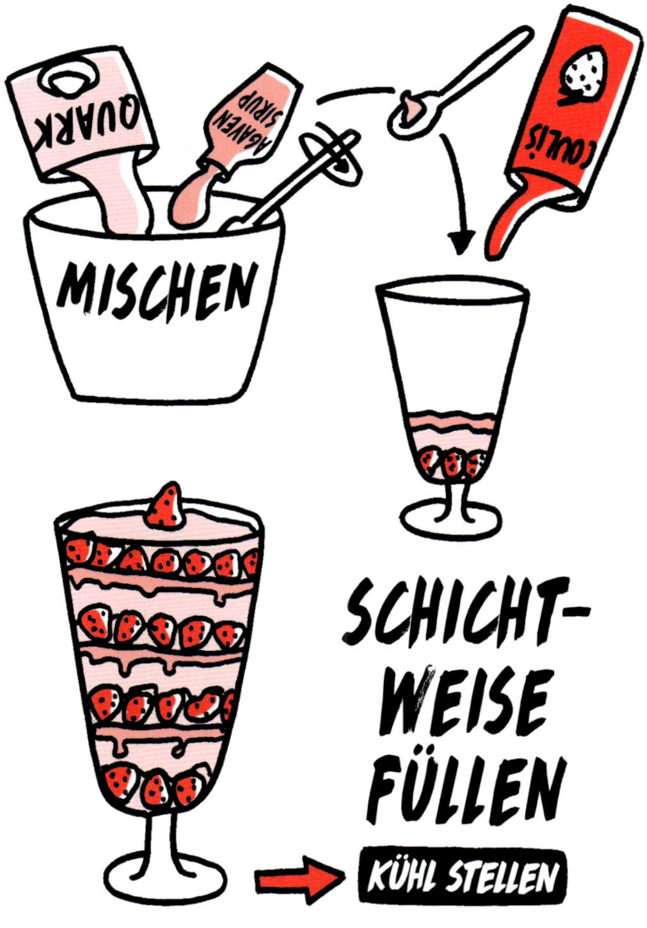

EXPRESS-REZEPT

SCHÖNER-PO-SMOOTHIE

Ein vitaminreicher Smoothie für schöne Haut und einen knackigen Po!

1 Person · 6 Min

ZUTATEN

- 100 G JUNGE KAROTTEN
- 1 ORANGE
- 1/2 LIMETTE
- 1/2 EL KREUZKÜMMEL-PULVER

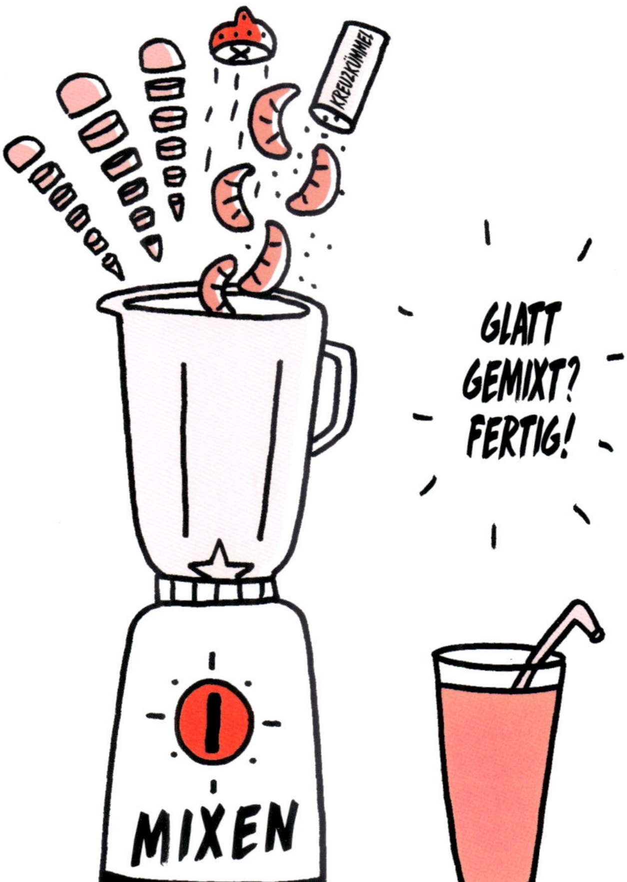

Erstmals erschienen 2017 unter dem Titel „Ventre plat zéro Blabla“ bei
Éditions Marabout (Hachette Livre).

Copress Verlag in der
Stiebner Verlag GmbH
www.copress.de

Übersetzung aus dem Französischen: Andreas Bredenfeld
Redaktion: Julia Niehaus, lektorat plus, Berlin
Satz: Dirk Brauns, Berlin

Bibliografische Information der Deutschen Nationalbibliothek
Die Deutsche Nationalbibliothek verzeichnet diese Publikation in der Deutschen Nationalbibliografie; detaillierte bibliografische Daten sind im Internet über http://dnb.dnb.de abrufbar.

ISBN 978-3-7679-1221-2

Printed in Germany

EBENFALLS LIEFERBAR:

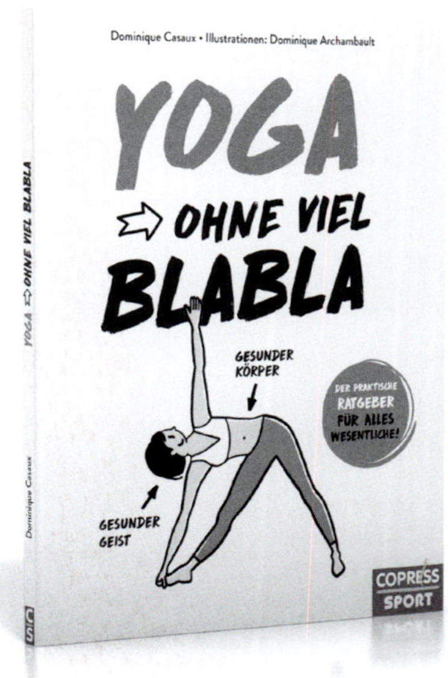

Dominique Casaux

Yoga ohne viel Blabla:

Der praktische Ratgeber für alles Wesentliche

ISBN: 978-3-7679-1222-9